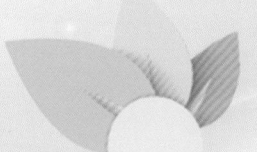

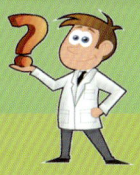

许树长　程黎明　主编

新型冠状病毒肺炎疫情期间
就医与防护问答

上海科学普及出版社

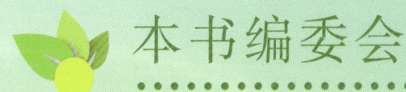

本书编委会

主　　编　许树长　程黎明
副 主 编　吴登龙　梁爱斌
编　　委　许树长　程黎明　吴登龙　梁爱斌
　　　　　　 高　源　王培军　靳令经　赵海鹏
　　　　　　 花　艳　张　羽　陈海滨
执行编委　陈海滨

序言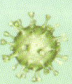

新冠肺炎疫情发生以来，以习近平同志为核心的党中央始终坚持把人民群众生命安全和身体健康放在第一位，按照坚定信心、同舟共济、科学防治、精准施策的总要求，全面开展疫情防控工作。新冠肺炎疫情牵动着全国人民的心。在这关键时刻，习近平总书记高瞻远瞩，强调要坚决打赢疫情防控的人民战争、总体战、阻击战。作为辐射上海西北地区400万人口的同济大学附属同济医院，立即全员动员，严防死守，科学施策，全天候地抗击疫情。同济大学附属同济医院的医务工作者坚定地站在抗击疫情的第一线，明知山有虎，偏向虎山行。令人称道的是，他们在繁重的抗疫工作期间，不辞辛劳，不顾疲惫，只争朝夕地撰写了这本疫情防控的医学科普图书。

2005年，国务院办公厅印发了《应急管理科普宣教工作总体实施方案》，要求以国家总体预案为核心，应急知识普及为重点，提高公众的预防、避险、自救、互救和减灾等能力。

2017年，科技部和中宣部制定并印发了《"十三五"国家科普和创新文化建设规划》，专门强调应急科普能力建设问题，其中就提出：针对环境污染、重大灾害、气候变化、食品安全、传染病、重大公众安全等群众关注的社会热点问题和突发事件，及时解读，释疑解惑，做好舆论引导工作。同济大学附属同济医院的医务人员很好地践行了这一要求，在新冠肺炎疫情期间，针对公众最关心的问题，以问答的形式及时回应，科学指导，对于公众的就诊、防护和健康自我管理大有裨益。

大疫当前，同济大学附属同济医院医务工作者坚持治疗与预防结合，专业施救与公益科普并举，用实际行动诠释了医者仁心和人间大爱。致敬所有奋战在一线的广大的医务工作者！

中国科学院院士 同济大学副校长

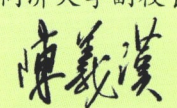

2020年3月7日

目 录

序言 ·················· 陈义汉 /1

新冠肺炎感染者有哪些上呼吸道症状? ········ 余少卿 /1
风湿免疫病患者在疫情期间如何就诊用药? ····· 汤建平 /4
如何区分妇科症状的"急"与"不急"? ········ 李怀芳 /7
如何避免意外怀孕? ················ 李 莉 /9
妇产科就诊要注意哪些? ············· 梁俊华 /12
孕妇应当如何防护? ················ 郭 飒 /14
如何正确保护我们的颈椎、腰椎? ········· 程黎明 /19
居家运动,你真的做对了吗? ··········· 孙业青 /22
宅在家一个月为什么比上班更累? ········· 曾至立 /26
咳嗽变异性哮喘患者需要注意哪些事项? ····· 邱忠民 /29

传染病防护该注意什么？·············余　莉 /32

个人防控需要注意什么？·············徐镶怀 /35

患者出现哪些症状不能拖？············吴先正 /37

如何结合老年人特点做好防护？··········马文林 /39

关爱男性健康需要注意哪些事项？·········吴登龙 /42

糖尿病患者如何安排饮食？········赵家胜　张克勤 /45

糖尿病患者在家如何控制血糖？··········张春阳 /50

糖尿病患者如何自我管理？············宋利格 /53

需进行消化内镜检查的患者如何管理？·········

　　　　　　　　　　　·········许树长　陈　莹 /56

长时间佩戴口罩该如何做好皮肤防护？·······赵敬军 /58

普外科疾病该如何就诊？·············施宝民 /61

胃肠肿瘤患者需要注意什么？···········刘文方 /64

甲状腺疾病患者是否需要定期复诊？········李新平 /67

脑卒中患者如何防护、复诊？···········聂志余 /70

需要肉毒毒素注射治疗的患者如何应对？······靳令经 /72

偏头痛了怎么办？················李云霞 /74

新冠肺炎是否会影响肾脏？········余　晨　杜邱娜 /77

腹泻患者应该如何应对？········杨长青　徐　清 /80

如何关注严重精神障碍患者？·········陆　峥　龙翔云 /83

常见的心理担忧有哪些？··············李清伟 /86

如何守护孩子心中的光？··············梅　竹 /89

高血压患者如何做好自我防控和自我管理？····
··罗　明　梁辰宇 /92

心衰患者如何自我管理？··············许嘉鸿 /96

如何应对"肺高压"疾病？·············宋浩明 /100

心脏支架术后患者的自我保健有哪些方法？····
··来　晏 /103

淋巴瘤患者如何平稳度过疫情期？········梁爱斌 /106

血浆中的成分可以抗击新冠病毒吗？·······王秀芹 /109

血液肿瘤患者的治疗和日常防护该如何做？···
··李　萍 /111

预防新冠肺炎，老百姓需要戴护目镜吗？····
··毕燕龙　邵玉婷 /113

白内障患者如何做好居家防护？··········徐　蔚 /115

影像医学如何快速排查新冠肺炎？········
··王培军　王　伟 /118

如何用中医调理支气管炎？·············杨毅勇 /124

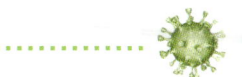

新冠肺炎感染者有哪些上呼吸道症状？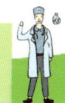

新型冠状病毒肺炎（简称：新冠肺炎）的早期症状主要表现为干咳、发热和四肢无力，且症状都比较轻微。随着病情的发展，患者可能会出现呼吸逐渐困难的症状，有的患者还会出现一些胃肠道反应。常见的普通感冒、流感的典型症状都是首先出现咳嗽、流清涕等上呼吸道症状，而新冠肺炎主要以下呼吸道即肺炎的症状出现，上呼吸道的症状很轻或者不典型，这也是新冠肺炎与普通感冒最常见的区别。

1. 咳嗽、流涕不等于新冠肺炎

从临床上来看，部分新冠肺炎的患者有咳嗽（82%）、流涕（4%）、咽痛（5%）、鼻塞、打喷嚏等症状，易与一般上呼吸道感染性疾病相混淆，尤其是不典型的新冠肺炎患者。患者出现上呼吸道症状，可能是新冠病毒的感染，也可能是抵抗力下降合并的其他上呼吸道感染疾病，因此，即使是单纯出现上呼吸道症状也不能轻易排除新冠肺炎的可能。

当然,对没有接触史的患者来说,上呼吸道炎症更大的可能性还是冬春季易发的感冒、流感,甚至是鼻炎等上呼吸道炎症。因此,近距离与上呼吸道飞沫接触的相关科室(如耳鼻喉科、眼科、口腔科及内镜室)的医务人员都有高风险暴露的危险,要做好个人防护,以免因防护不当而造成感染。对患者来说要做好个人防护,出现相应症状应及时关注,不要忽视上呼吸道症状的"提醒"。

2. 耳鼻咽喉头颈外科就诊患者的注意事项

很多患者可能不知道,耳鼻咽喉头颈外科也是感染新冠肺炎高危科室之一,一些不典型的新冠病毒感染患者,会由于咽痛、干咳等咽喉症状来耳鼻咽喉头颈外科就诊,而在就诊过程中医患会发生近距离接触。所以在新冠肺炎疫情还没有完全控制的情况下,不是急症、重症患者尽量不要去医院,因症状严重而需要上医院的患者一定要注意以下这几点:① 正确佩戴医用外科口罩或 N95 口罩。检查时想要打喷嚏或咳嗽时,避免直接对着医生,应侧身并用纸巾或手臂遮住口鼻。② 污染物勿乱扔。勿随地吐痰,痰应该吐在纸巾中,然后用纸巾包好后扔于套有黄色垃圾袋的垃圾桶中。③ 避免共用诊室。当前面患者还在就诊时,不可因心急或者其他原因而进入诊室,应耐心等待叫号,避免与他人近距离接触。④ 就诊完使用手部消毒液洗手。接触诊室门把手、医生白大褂等医院物品,如果不能及时对手消毒,则不要用手接触口、鼻、眼。对所有可能被呼吸道分泌物或体液污染的物体表面

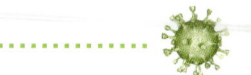

应进行消毒。⑤自医院返家后,立即更换衣服,用流动水仔细洗手。换下的衣物应尽快清洗,有条件者可先行用"84"消毒液处理。

(余少卿)

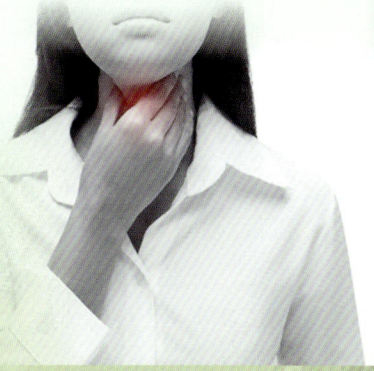

风湿免疫病患者在疫情期间如何就诊用药？

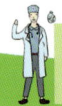

疫情期间，全国各行各业都在把预防控制新冠肺炎作为头等大事来抓，各级医院都在采取强有力的疫情控制措施，集中抽调主要医疗力量诊治可疑发热患者，阻断新冠肺炎的传播。对于常见疾病患者来说，除非出现急症，不建议来医院门诊正常随访调整用药。

在常见慢性疾病的整体患者群中，风湿免疫病患者约占10%，高于目前多数临床专科患者的平均数量。风湿免疫病是指累及人体骨骼关节、肌肉肌腱、筋膜韧带、滑囊血管的病因未明的一系列自身免疫病的统称，常见病种有红斑狼疮、干燥综合征、皮肌炎、硬皮病、类风湿关节炎、脊柱关节炎、骨关节炎、骨质疏松症、血管炎和痛风等30多种，其共同特点是人体免疫系统针对自身组织细胞的免疫力异常亢进，称为自身免疫反应，但针对外来病毒和细菌作战的抗感染免疫能力又是低下的，在免疫方面是个矛盾统一体。所以，风湿免疫病不是一般人认为的"身体免疫力低下，增强免疫力就能治好"这么简单。

红斑狼疮、类风湿关节炎等因为自身免疫反应亢进造成疾

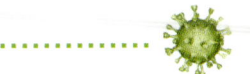

病的持续发作,需要长期应用免疫抑制剂如糖皮质激素、传统免疫抑制剂、生物制剂、靶向抗风湿药,而不是用免疫增强剂来治疗。免疫抑制治疗是伴随一生的,最初2~3年是有效免疫控制的最佳时期,病程拖得时间越长,疾病控制的效果越差。所以风湿免疫病患者需要与糖尿病、心脑血管病患者一样,学会与疾病长期共存,保持疾病控制稳定或低活动度,维持较好的生活质量就是治疗目标,只要病情长期稳定控制,照样能生存到正常人群的预期寿命年限。以目前的医疗水平,风湿免疫病这类病因不明的自身免疫病还无法除根治疗。

作为抗感染免疫能力本身就低下的风湿免疫病患者,在这场新冠肺炎疫情期间,该如何随访调整用药、保证病情的持续控制稳定?可以参考如下建议:

服从宅在家中的社区、小区疫情期间管理规定,所需的生活用品由家人外出采购。

保持良好的生活习惯:正常饮食,戒烟少酒,在家中适当活动锻炼,按时足量睡眠,保持良好的心态。

原有疾病控制的药品正常服用,药品不够了可以由家属带着相关病历卡和身份证到三级医院普通门诊或专家门诊挂号开药,上海市乃至全国多数医院的常规疾病科室的普通门诊与专家门诊还在运行。在疫情期间,多数医院的开药量会比平时增加。

有明显的原有风湿病症状,如四肢脊柱关节痛肿胀、新出现皮疹、血管炎、肢体水肿、少尿、心慌、皮肤以及口、眼、鼻黏膜出血等,需要做好个人防护,由家属陪同来医院风湿免疫科专科就诊。

出现全身发热、明显乏力、干咳、胸闷透不过气等症状，需要来医院发热门诊做新冠肺炎筛查检测。一旦确诊了新冠肺炎，必须按照国家规定，转移到定点医院诊治。

原有结缔组织病（风湿免疫病）伴发的间质性肺病患者，因为肺部CT长期有磨玻璃样、网格样、结节样、大小不等空洞样阴影，需要与新冠肺炎CT的肺外带磨玻璃样、小灶样散在斑片影做鉴别，如：有无流行病学接触史，原有间质性肺病症状是否突然加重，原有风湿病症状是否突然加重，有无发热、干咳、突发气促，咽拭子或血清新冠肺炎核酸检测是否阳性。

一旦确诊为新冠肺炎，治疗以对症支持处理、辅助抗病毒为主要手段。目前针对新冠病毒无特效抗病毒药，但有试用性的干扰素雾化、利巴韦林静滴、口服阿比多尔等措施。在治疗新冠肺炎的同时，原有免疫抑制剂可以正常口服，为防止重症新冠病毒感染的细胞因子风暴，必要时还会使用糖皮质激素静滴，但强力的免疫抑制剂如靶向药、生物制剂应该暂停，因为身体的抗感染免疫低下已经成了主要问题。

一旦确诊为新冠肺炎的重型、危重型的风湿免疫病患者，根据风湿科医师长期的用药经验，可以加用静脉丙种球蛋白20克每天一次静滴，连用5天，必要时采用血浆置换治疗。

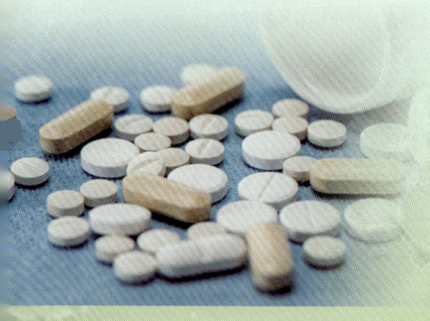

（汤建平）

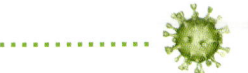

如何区分妇科症状的"急"与"不急"？

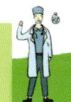

疫情防控人人有责，广大妇女朋友们也要避免去到人流量大的地方，少出门。一旦出现妇科症状，若不是紧急的，可以居家调理，斟酌就诊；对于一些妇科急症，还是要及时到医院就诊。为了避免交叉感染，大家出门就诊时一定要记得戴好口罩，做好防护措施！

出现外阴瘙痒，伴随着白带增多的情况，可以考虑是阴道炎。若症状加重，如外阴瘙痒较为严重，影响到生活质量，建议也不要拖延就医，应及时到医院就诊。

出现尿急、尿频、尿痛等症状，可以考虑是泌尿系感染，建议出现不适的患者居家多饮水、多排尿，观察一下。如果症状没有好转或是加重，出现腰痛、发烧等症状，就应该及时到医院就诊。需要及时到医院就诊的妇科急症有哪些？

1. 急性下腹痛

突然出现的急性下腹痛，往往预示着妇科疾病的存在。比如停经时伴随急性腹痛，很可能是异位妊娠（宫外孕）发生了腹腔内出血，同时可能存在肛门坠胀感、头晕、无力，甚至晕厥的情况。

如果月经是正常的，在同房后、剧烈运动甚至大便之后出现的下腹痛，要警惕出现卵巢黄体破裂、卵巢扭转的可能。

2. 异常阴道流血

停经伴随阴道出血，可能是不全流产、异位妊娠；流血明显多于正常月经，或者有腹痛症状，应该尽早就诊。

绝经后出现的阴道流血，需要排除子宫内膜癌、输卵管癌及卵巢癌的可能。同房后阴道流血，应该警惕宫颈病变甚至宫颈癌的存在。

3. 妇科恶性肿瘤限期手术

恶性肿瘤的治疗原则是早发现、早治疗，预后良好。虽然疫情期间应尽量不去医院，但是也不能完全拒绝。一旦确诊恶性肿瘤应该尽快到医院复诊，接受治疗。

（李怀芳）

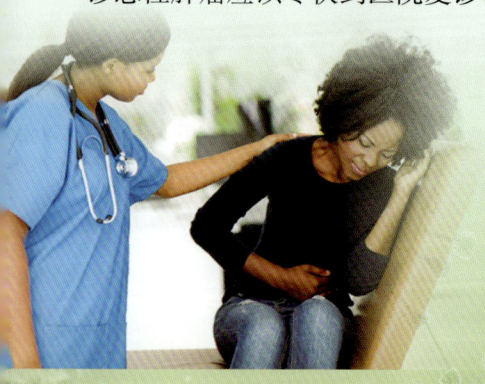

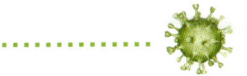

如何避免意外怀孕?

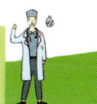

新冠疫情期间,各大医院非急症手术开展明显减少,人工流产手术也很少开展,以降低交叉感染的概率。其实,人工流产只是意外受孕的补救措施,且存在很多并发症,要想防止意外,应当重在预防,如何避孕就显得尤为重要了。

1. 短期避孕的方式

短期避孕是指避孕措施一解除即可立即备孕。屏障避孕法是短期避孕最好的选择,既不干扰机体生理,又对身体无害,若正确使用,避孕效果可靠。最常用的方法是男用避孕套,具有安全、有效、方便、健康、可自行掌握等优点,还可防止性传播疾病。有些妇女对精液过敏或产生抗精子抗体(AsAb)而引起不孕,避孕套可防止过敏,或降低抗体滴度,增加后期怀孕机会。屏障避孕法还包括女性避孕套,育龄妇女都可使用。

如果觉得使用避孕套麻烦,还可以口服避孕药。口服避孕药的种类繁多,建议大家使用复方短效口服避孕药,常见的有达英-35、妈富隆、优思明、优思月等。注意口服避孕药时，要认真阅读说明书，排除药物禁忌，方可使用。

2. 避孕药不会导致发胖

短效避孕药中所含的孕激素，不论是合成的还是天然的，都不含易引起肥胖、痤疮的雄激素活性。相反，它们还有抗雄激素的作用，能治疗痤疮。现在临床上还用它们进行调经、内膜异位症、子宫肌瘤的治疗。至于有人反映口服避孕药会发胖，那是因为习惯口服避孕药后，人会胃口大开，吃得多，自然容易胖，所以还是要注意健康饮食，吃七分饱就不容易胖了。口服妈富隆、优思明等短期避孕药的最大优点，就是停药后的下一个月即可受孕，对胎儿没有影响。

3. 不推荐长期服用紧急避孕药

所谓紧急，顾名思义就不能作为常规用药，而且紧急避孕药只能对此次无保护性生活起保护作用，本周期再发生性生活史，必须采用避孕套等其他避孕方法。研究表明，反复使用紧急避孕药的妇女比持续使用其他避孕方法的妇女更有可能意外怀孕，因为它只是推迟排卵，并不是抑制排卵。而且口服紧急避孕药后，十有八九会出现月经不调，因此不到万不得已不推荐使用。

4. 结扎手术避孕

已经有小孩，今后不准备生育的可以采取结扎手术避孕。

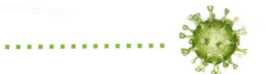

女性可以采用输卵管结扎,但这要经腹手术,损伤相对大些。相比之下,男性输精管结扎在腹腔外手术,更安全、有效、简便、经济。

总之,避孕方法有很多,没有最好的,对个人而言最合适的才是最好的。

(李 莉)

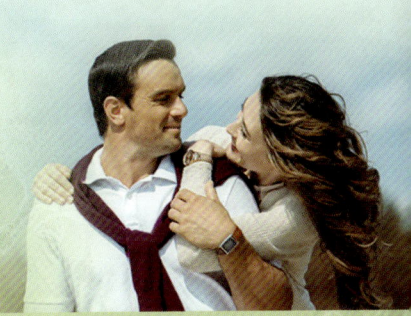

妇产科就诊要注意哪些？

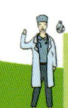

一场突如其来的新冠肺炎疫情，打乱了很多人的生活节奏。面对疫情，大家都在"安心居家，减少出门"的状态中为疫情防控做出自己的贡献。

在这个特殊的环境下，为了降低交叉感染的风险，无特殊情况尽量不去医院。但是若出现妇科或产科危急重症，患者应尽快到医院急诊就医。而对于阴道炎、子宫肌瘤等妇科常见病和慢性病稳定期的患者，则尽可能减少去医院就诊的次数。

那么出现哪些情况，说明可能出现了妇产科危急重症，需要到医院急诊就医了呢？妇科方面：如果出现不能缓解甚至进行性加重的下腹疼痛、阴道大量出血等情况就需要立即到医院急诊就诊。产科方面：如果出现腹部胀痛、阴道流血、阴道流液或者胎动明显减少等情况，也需要立即到医院急诊就诊。

需要去医院急诊就医的妇产科危急重症患者，应先做好防护，再尽快前往医院。当然，陪同者同样需要注意做好防护，同时应该尽量减少陪同的人数。去医院门急诊一般戴好普通一次性医用口罩就够了，如果是孕妇，建议口罩升级为医用外科口罩。

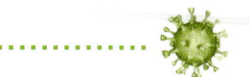

出发去医院之前，最好能够电话预约或者确认医院妇产科急诊的开放情况，因为疫情期间很多医院为了抗击疫情的需要，对部分临床科室的工作时间做出了调整。

前往医院尽量乘坐私家车前往，没有条件的可以选择出租车或网约车出行就医。

在医院里要尽量避开人多的地方，排队和等候就诊的时候注意与他人之间保持一定距离，减少一切不必要的接触。回家后将外衣挂晾在有阳光、通风好的地方，同时仔细洗手。

上面提到的是没有发热、咳嗽等呼吸道症状的处理情况，如果合并有发热、咳嗽等呼吸道症状，则需要严格按照新冠肺炎的就诊流程就医。如果同时有妇科或产科就诊需求，发热门诊的医生也会根据患者的合并情况，邀请妇产科医生会诊，所以患者不必因担心发热门诊会延误病情而隐瞒相关呼吸道疾病的病史。

（梁俊华）

孕妇应当如何防护？

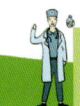

新冠肺炎作为一种新发疾病，各孕龄均可发生，孕产妇是该病毒的易感人群之一。妊娠期女性对病毒性呼吸系统感染的炎症应急反应性明显增高，病情进展快，尤其是中晚期妊娠，易演变为重症，危及母婴安全。因此在疫情下，孕妇需更加注意自我防护。

1. 孕产妇居家自我监护的注意点

作为突发公共卫生事件，新冠肺炎疫情会给公众心理健康带来影响，其中以焦虑、抑郁、失眠和急性应激反应最为常见。在新冠肺炎疫情期间，孕产妇作为重要的角色和特殊易感人群，不仅应做好疫情防护，自数胎动，同时应关注心理健康，全身心感受怀孕生活的美好瞬间，保持良好的夫妻关系和家庭和谐，为安全健康的妊娠分娩创造良好的生活环境，并为预防产后抑郁做出努力。

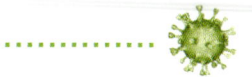

2. 疫情流行期间的常规产科检查

疫情流行期间，建议孕妇根据孕期保健指南规定进行产检。孕晚期密切注意胎动变化，可以适当减少非时限性的产检，但有妊娠期合并症或并发症者要适当增加产检次数，建议在做好个人防护的前提下前往医疗机构进行产前检查。可电话预约或网上预约后前往，减少在院等候时间。

孕妇中的新冠肺炎疑似病例及临床诊断病例、确诊病例，应该在卫健委指定的能够收治孕产妇的定点医院（具备有效隔离条件和防护条件）进行产科检查，根据孕周采用电子胎心监护、超声检查评估胎儿情况。

其他孕妇，建议在做好个人防护的前提下到没有开设发热门诊和病房的医疗机构完成产科检查。孕产妇必要时可利用"互联网+"在线咨询，减少交叉感染。

3. 孕妇出现呼吸道症状的应对措施

首先要明确 14 天内有疫区旅行史或者患者接触史，舌下体温（不推荐腋下体温）超过 37.3℃，伴有咳嗽、乏力等临床表现，应该立即到发热门诊就诊，医院会安排妇产科专科医师进行会诊；如果 14 天内有疫区旅行史或者患者接触史，虽然没有发热，但有呼吸短促、胸闷或者经皮氧饱和度下降，也应该及时就诊；如果没有疫区或确诊患者接触史，而体温超过 38℃，也应该及时到发热门诊就诊。

4. 孕产妇普通感冒是否可服用抗病毒药物

大量文献报道，孕早期使用 α-干扰素有影响胎儿生长发育的风险。洛匹那韦/利托那韦已列入 HIV 孕期首选用药方案。基于动物实验研究和有限的人类报告，要权衡利弊，当潜在益处大于胎儿的潜在风险时，选择用药。而利巴韦林动物实验观察到明显的胚胎致死性和致畸性，妊娠期禁用。

5. 孕产妇住院期间的自我防护

首先尽量避免不必要的剖宫产，在这个特殊时期，除非是有明确的医学指征，建议大家不要选择剖宫产。剖宫产所需要经历的医院科室和环节会明显增加，经手的医务人员的数量会明显增加，住院时间会明显延长，手术患者的易感性也会增加。

要尽量缩短住院时间，顺产一般 2~72 小时就可以出院，当然这也要视实际情况而定。住院时间越短，病毒暴露和感染的风险就会越低。有条件的尽量选择单人病房，单人病房的病毒暴露风险会减少很多。减少陪产人数：最好只有一个人陪产，很多医院在疫情期间也规定了只能一个人陪护，这既是为家人健康负责，也是为他人健康负责。

6. 孕妇有呼吸道症状能否做胸部 CT 检查

放射学检查是否会导致胎儿发育异常，取决于当时的孕周以及放射学检查技术的胎儿辐射剂量。理论上，胸部 CT

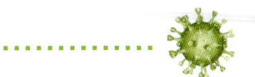

的辐射剂量没有达到对胎儿的致畸阈值，比较安全。为了安全起见，建议孕妇在知情同意后做胸部CT检查，并采取腹部遮挡等保护措施。

7. 疑似感染新冠肺炎孕产妇的新生儿防范

已有医院报告1例出生后36小时咽拭子病毒核酸阳性的新生儿感染病例，其母亲系新冠病毒感染确诊病例，是否存在新冠病毒母婴传播尚不能确认。因而，对确诊或疑似感染的母亲，建议新生儿出生后应立即按病毒感染流程隔离观察，并予以核酸检测，暂不予母乳喂养。

8. 出现产后发热的应对办法

由于分娩疲劳、失血等导致的免疫力下降以及产褥期多汗、产后泌乳等生理特点，产妇可能会出现产后发热。一旦出现产后发热，应注意鉴别诊断，排除乳胀、乳腺炎、泌尿道感染、普通感冒、生殖道感染等。有新冠肺炎相关症状者，应及时进行血常规、呼吸道病毒筛查、胸部CT检查；发现肺炎影像学特征者，要及时完成新型冠状病毒核酸检测。出院产妇发热要及时到发热门诊就诊，发热门诊应注意请妇产科医师会诊排除是否为产科发热。

9. 新生儿的居家护理

保持居室通风，生活用品实行专人专用，单独洗涤消毒处理。设置套有塑料袋并加盖的专用垃圾桶。用过的纸巾、尿片等放置到专用垃圾桶，每天清理，清理前用含有效氯500~1 000毫克/升的含氯消毒液喷洒或浇洒垃圾至完全湿润，然后扎紧塑料袋口。每天为新生儿早晚测体温1次，并记录在册；记录喂养及呼吸情况。若新生儿出现发热或反应吃奶差、气促等症状，应立即到感染防控定点医院就诊。家中台面、婴儿床等新生儿日常可能接触使用的物品表面，用含有效氯250~500毫克/升的含氯消毒剂擦拭，然后用清水洗净，每天至少1次；地面每天用含有效氯250~500毫克/升的含氯消毒剂进行湿式拖地；日常的织物（如毛巾、衣物、被罩等）用含有效氯250~500毫克/升的含氯消毒剂浸泡1小时或煮沸15分钟消毒，对耐热的物品（如奶瓶、奶嘴等）可煮沸15分钟。

（郭　飒）

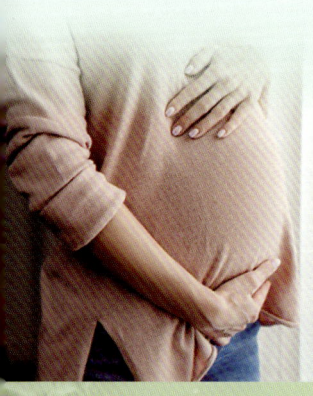

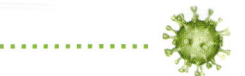

如何正确保护我们的颈椎、腰椎？

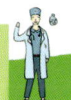

疫情期间,大多数人宅在家里,每天最关心的莫过于那些有关疫情的最新消息,一不小心大半天就过去了。有的企事业单位开启了"在家办公"模式,任何地方都有可能成为"办公桌"。但是,在这些自制的"工位"上,由于桌椅的高度不当,当人们坐着办公时,很容易发生颈部前伸等不良姿势,久而久之便会引起颈部肌肉疲劳,导致颈肩、腰椎疼痛的发生。

颈椎、腰椎等脊柱病已成为城市中的"头号职业病",伏案工作者的腰椎疾病整体发病率达15%,是非伏案工作人群的4~6倍。颈腰椎病从前被认为是老年病,而现在正在侵蚀越来越多的年轻人健康。那么,新冠疫情下的我们应该如何正确保护颈椎和腰椎呢?

为了不损伤腰背,建议大家不要睡软床,枕头则要顶在后方。平常尽量不要搬太重的东西,更不能弯腰搬,而是要挺直腰板,像举重运动员那样去搬重物。虽然姿势有点僵硬,但有利于腰椎健康。

对于长期伏案工作的"居家白领",坐的时候也是有讲究的:保持自然的端坐位,颈肩部放松,臀部和背部充分接触椅面,双肩后展,两肩连线与桌缘平行,脊柱正直,两足着地;将桌椅高度调至与身高比例合适的状态,使目光平视电脑屏幕,避免头颈部过度前屈或过度后仰,减轻长时间端坐引起的颈部和腰部疲劳。坐得适宜,也要起得适当,要不时站起来走动,活动一下身体,使肌肉关节得到放松。

讲完了居家状态,现在来讲讲外出状态。如今私家车较为普及,相信绝大多数人都有长时间开车后有腰椎特别酸痛的感觉,这对于常常在路上一堵就是好几小时的上班族来说就更明显了。这是因为司机在开车时,呈坐姿,此时,腰椎承受的负荷是站立时的2倍,长时间开车并保持固定坐姿势必给腰椎带来较大的负担,长期这样会导致腰椎受损。我们是否有方法可以缓解长时间开车对腰椎的损伤呢?

注意开车坐姿,腰后要放靠垫。首先,应注意腰部的姿势,最好使椅背与座位的角度呈90°,腰后部垫一个约10厘米厚的靠垫,这样腰椎便处于自然的前凸状态。其次,连续驾驶不要超过2小时,中途休息期间适当活动四肢,腰部做伸展、侧屈活动,反复多次。最后,道路条件不佳时,要减速平稳行驶,避免剧烈颠簸。

若行驶过程中出现突发的腰腿部疼痛,建议到就近的服务区停车,更换驾驶员。因为腰椎间盘突出症发作会导致下肢麻木、无力,可能使驾驶员无法有效地控制油门、刹车,酿成事故。

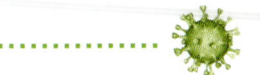

所以，疫情期间我们可不要太过"放飞自我"，不注重保护自己的颈椎、腰椎，别等疫情还没结束，自己的"双椎"就已经宣告"罢工"了。

（程黎明）

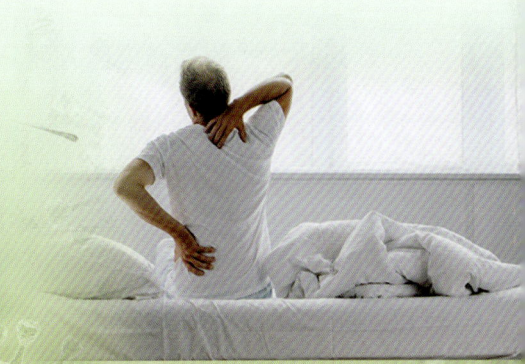

居家运动,你真的做对了吗?

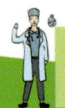

一场突如其来的新冠肺炎疫情打乱了大部分人的生活节奏。到了宅在家就是为社会做贡献、居家也是抗"疫"的时候,大家有了大量的休息时间,过上了吃、喝、睡的日子。一开始还觉得快乐似神仙,但时间一长,人就觉得浑身不自在。是手机、电视看得太多?还是睡得时间太长?其实,这是身体在提醒你,该做运动啦!

居家运动该怎么做?需要注意些什么?锻炼过程中出了问题怎么办?

1. 运动方式的选择应因人而异

居家运动应根据自身情况,如爱好、场地、器械等条件综合考虑,选择合适的运动方式。客厅或房间空间较大的可以选择一些绳、棒、操类运动,空间较小的可以选择拉伸、肌肉锻炼、力量训练等。器械的选择可以根据家里的条件,有锻炼的器械可以继续使用,没有的可以找适当的器物进行代替,如矿泉水瓶可以代替哑铃进行肌肉力量训练,垫子或

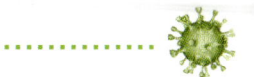

毯子可以用来代替瑜伽垫。目前电子产品应用广泛，可以下载相关的APP进行跳操、肌肉训练等。

根据自身年龄、平时锻炼情况、身体状况选择合适的运动更加重要。平时锻炼较多和身体素质较好的年轻人可以选择力量强、活动量大的跳操、肌肉力量锻炼等运动；中老年人往往平时运动量较少，或者本身有心肺、关节等方面的疾病，这时的锻炼应以选择舒缓、锻炼关节活动度及适当肌肉锻炼为主。尤其是中老年人，由于血液循环变慢、血管老化、肌肉力量变弱及关节炎等问题，更加需要适当活动，不宜久坐或保持同一姿势太长时间。可以适当进行各个关节的活动及关节周围肌肉的锻炼，这样可以防止关节黏连，并能增加关节稳定性。

2. 运动应与饮食控制相结合

合理控制饮食，既不能进食过多，也不能过分节食；既要重视数量，也要重视质量。宅在家里，不仅有大量的时间研究、制作美食，而且零食、水果摄入量会比平时多，这时就应该通过合适的运动来消耗过多的摄入，以免脂肪堆积。

3. 运动应持之以恒

切忌平时不运动而仅仅依靠一时热情疯狂运动。选择居家合适的运动应结合自己的爱好，这样才能持之以恒，起到锻炼的效果。

4. 运动应量力而行

运动强度、持续时间和频率应根据自身的健康状况进行选择，切忌盲目进行大负荷运动，宜循序渐进。中老年人应结合自身情况，选择强度合适的锻炼方法，防止出现意外的损伤或加重原有的疾病。如常见的关节炎患者，不宜进行长时间或快速的跑步机锻炼，亦不适合上下蹲活动，可以进行靠墙静蹲或直腿抬高等方式进行膝关节周围的肌肉锻炼。锻炼关节活动度，可采取爬墙及向各个方向活动的方式。

5. 运动中要防止受伤

如出现不适或运动损伤应及时停止运动，切忌"轻伤不下火线"，并应改变运动方式及减少运动量。如果受伤后疼痛持续不缓解或出现较严重的拉伤应及时就诊，早期损伤的治疗相对容易且恢复好。当然原有的关节或韧带疼痛在运动过程中或运动后加重，也应该引起特别的注意。譬如常见的肩关节疼痛，很多人认为是肩周炎，正好居家锻炼加以改善。殊不知很多肩关节疼痛并不是肩周炎，而是由于年龄、外伤等原因引起的肩部肌腱撕裂，这时候过度运动反而会雪上加霜，适得其反。

运动后如果出现关节疼痛应尽量休息，后续可以作无痛范围内的活动，应避免强烈屈伸运动。病痛的发生与人们不良的生活习惯分不开，别以为韧带软组织的疾病就比骨头的疾病轻微些，其实它们之间会互相影响，恶性循环或者良性

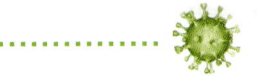

循环取决于治疗及防护措施。自古就有以筋带骨的说法,意思是若骨头不好,可以通过加强肌肉韧带来弥补其不足。所以建议在没有疼痛的情况下运动。适当活动有助于局部微循环的改善,促进骨组织和肌肉韧带的新陈代谢、营养吸收,这个适当活动好比吃东西,吃太多会胃胀,吃太少会营养不良,二者均会导致吸收障碍。如果平时有关节疼痛应早日就医,明确疼痛原因后再适当进行运动。

6. 运动中受伤应及时处理

出现受伤情况时应及时停止运动,并根据受伤情况做简单评估。如果局部仅仅出现稍微疼痛,肿胀不严重或无明显异常,可以休息,减少关节肌肉活动,局部进行冷敷,抬高受伤肢体,通常,不严重的损伤会随着时间的延长而逐渐好转。如果出现关节活动受限、疼痛严重,或者停止运动休息后疼痛不见好转,应及时找运动医学或关节专家就诊。

运动是为了增强体质,减少疾病的发展与发生。只有充分了解自己的身体情况,选择合适的运动方式,才能起到良好的锻炼效果。

(孙业青)

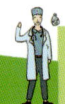
宅在家一个月为什么比上班更累？

疫情期间，为了响应"能不出门就不出门"的防疫要求，大家纷纷开始在家随意躺着，殊不知这会极大地导致腰痛及颈肩背痛的发生，原因是一种姿势特别是不正确的姿势导致某一部分肌肉长期处于一种被拉伸的状态，容易导致肌肉疲劳，肌肉疲劳后容易导致肌肉痉挛，肌肉痉挛了就会出现疼痛，疼痛后又会加重肌肉痉挛，形成恶性循环。

1. 在家里缓解颈肩腰背疼痛

放松肌肉，缓解肌肉痉挛是关键。可以服用芬必得之类（散利痛除外）的药物缓解疼痛，避免疼痛加重肌肉痉挛。如果疼痛特别厉害，不能翻身及行走时，就一定要卧床休息，放平脊柱，让躯干周围的肌肉不受力，因此卧床休息时尽量不要刷手机看视频。

局部可以热敷，既可以加速局部的血液循环，也可以缓解肌肉痉挛。如果可以行走，行走后疼痛症状不加重甚至缓解，建议可以适当地快走，加速心跳，微微出汗，更加有利于肌

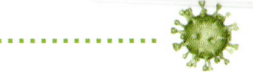

肉放松。

2. 热敷和运动后颈肩腰背部还痛的原因

其实，虽然热敷和运动能缓解疼痛，但要想不痛，就一定要去除导致疼痛的原因，最重要的事情就是预防肌肉疲劳，所以一定不要保持一种姿势时间太长。

如果运动了还痛，错不在运动，错在运动的方法及强度。进行轻度的有氧运动，并要维持一定的运动时间。建议运动时可以佩戴运动手环检测心率，运动后的心率能达到"180-您的年龄"。如果您30岁，心率要达到150次/分，并需要维持10分钟以上，才能达到有效的锻炼效果。所以家务是无法代替运动的。

3. 运动方式的选择

任何一种运动方式都可以缓解肌肉疲劳及痉挛，所以做任何运动都比不做运动好。一般来说，游泳是最安全的一项运动，特别是有膝关节炎的老年人；最方便的运动方式就是快走及慢跑。在疫情的非常时期，没有游泳场地，但在空旷通风及人少的场地进行快走及慢跑还是可行的。当然快走及慢跑很枯燥，可以戴上耳机听听自己喜欢的音乐或者其他内容，但请不要一边快走一边看视频。

如果一定要问什么是最好的运动方式，笔者认为，能坚持住并乐意坚持的任何一项中低强度的有氧运动就是最好的运动。如果只能在家运动，可以做做广播体操，当然做一遍

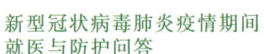

广播体操是不够的。没有最好的运动,只有最适合的运动。不要幻想做了运动就好,只有坚持才能有效。

4."闷"在家,更需要运动

生命在于运动,运动能舒缓心情、改善睡眠、缓解颈肩腰背痛。

要特别注意的是,如果疼痛剧烈,影响睡眠,疼痛持续或逐步加重,请戴好口罩,做好防护,立即到医院就诊。

(曾至立)

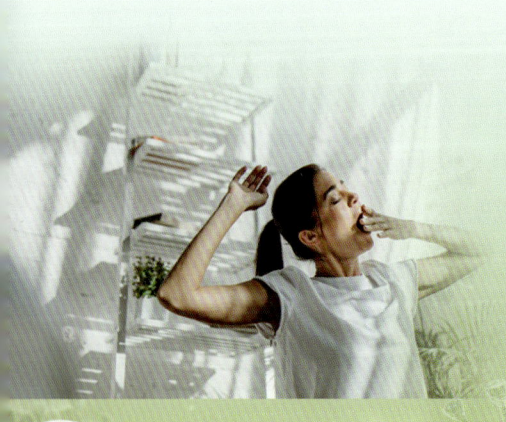

咳嗽变异性哮喘患者需要注意哪些事项？

咳嗽变异性哮喘是一种特殊类型的哮喘，以慢性咳嗽为唯一或主要症状，不伴有典型哮喘的喘息和呼吸困难等表现，是慢性咳嗽最常见的病因之一。在新冠病毒肺炎疫情期间，咳嗽变异性哮喘患者需要注意哪些事项呢？

1. 规范持续用药治疗

咳嗽变异性哮喘是慢性气道炎症性疾病，其中部分患者需要长期吸入糖皮质激素或者吸入糖皮质激素/长效 β 受体兴奋剂联合制剂进行抗炎，以控制病情或维持治疗。在疫情期间，由于到医院看病不方便，患者更要规范用药和持续治疗，不能擅自减量和停药，以免病情复发或控制不佳加重病情。如果咳嗽加剧，可以暂时加大吸入抗炎药物的剂量，以快速缓解症状，待疫情结束后再到医院就诊，在医师指导下调整药物剂量。当然，如果经以上自我管理咳嗽仍得不到减轻或治疗药物消耗完时，还是要在做好防护的前提下，到医院就诊并配药。疫情期间，医院普遍推出了人性化的就诊举措，

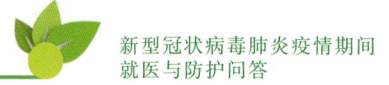

如增加配药的数量等,以方便患者。

2. 消除或者避免接触可能的致敏原

咳嗽变异性哮喘患者往往为过敏体质,对粉尘螨、屋尘螨、狗和猫的皮毛等过敏。因此,患者要比平时更加注意避免接触这些过敏原,以减少病情加重或急性发作的机会。对粉尘螨和屋尘螨过敏者,每周至少换洗床单或者被单一次,换洗物尽量在阳光下暴晒;睡觉前或起床后可能的话用能吸尘螨的吸尘器清扫卧床。避免在家里铺地毯,或经常清扫,不给尘螨繁殖和生长的机会。不养宠物,或者做到与宠物分离或隔离。通过这些措施,可以消除或者避免接触可能的致敏原,降低咳嗽变异性哮喘发作的可能性。

3. 注意通风,减少呼吸道病毒感染

上呼吸道病毒感染也是咳嗽变异性哮喘发作的常见原因。换季时期,温度变化较大,门窗常紧闭,再加上疫情期间外出减少,居家时间明显增加,很容易导致室内空气混浊,除新型冠状病毒外的其他病毒感染机会增加。此时,定期进行室内通风非常重要。最好每天通风至少2次,每次30分钟左右,以保持空气新鲜,减少室内包括病毒在内的致病微生物的含量,减少急性上呼吸道感染的发生。

4. 注意生活规律,保证充分睡眠

疫情期间由于外出减少,工作和生活节律被打乱,很多

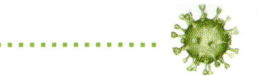

人在家通过长时间看电视或打游戏来消磨时间,甚至日夜颠倒,身心疲惫。对咳嗽变异性哮喘患者来说,这种生活方式是非常有害的,不仅不利于保持旺盛的体力,还常因休息不好造成免疫力下降,增加咳嗽变异性哮喘急性发作或病情加重的机会。因此,在疫情期间,需要注意生活规律,按时作息,以保证充分睡眠,做到身心健康,维持咳嗽变异性哮喘病情的良好控制。

5.善于利用网络医疗资源

在疫情期间,很多大型医院设立了网络门诊,成立了医师志愿者队伍,在线对有需求的慢病患者进行咨询解答。咳嗽变异性哮喘患者可以自行或在家人帮助下广为利用网络医疗,通过网络医院咨询呼吸科医生,根据情况决定是否需要去医院诊治或居家调整药物。能够通过网络医院解决的问题,尽可能不去医院。

如能做到这些,咳嗽变异性哮喘患者完全可以在新冠肺炎疫情期间维持疾病的良好控制,消除疾病痛苦。

(邱忠民)

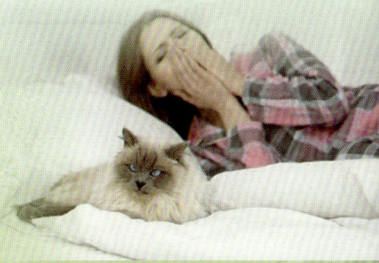

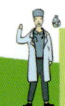

传染病防护该注意什么？

传染病的防护原则包括管理传染源、切断传播途径、保护易感人群和及时上报疫情。管理传染源和及时上报疫情是专业人士的工作，普通民众能做的就是切断传播途径和提高自身免疫。

1. 尽量减少外出

新冠病毒的主要传播途径是经呼吸道飞沫传播和密切接触传播；其次，在相对密闭的环境中存在高浓度病毒气溶胶，病毒可能通过气溶胶传播。

尽可能避免病毒传播对疾病的防控非常重要，我们能做的是减少外出，尤其是避免人群聚集，因为不能确认所接触的人员是否为患者或者是病毒携带者，避免接触是为上策。飞沫传播一般为 1.5 米以内，如果不能避免外出，戴口罩、不要近距离交流都是有效的防护措施。

2. 洗手消毒莫聚集

随着疫情的防控逐渐到位，部分地区会视情况复工复产。

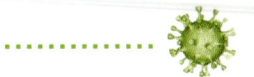

在办公室内,大家要避免聚集交流,在食堂用餐也要保持一定的距离。此外,该病毒也可影响消化道,也需要防止直接接触后经口传播。

勤洗手也同样重要,外出回家、饭前、便后必须规范洗手,必要时还要洗脸,清洁外耳道和鼻腔。

由于新冠病毒对紫外线敏感,75%酒精有灭活作用,家庭或工作地点可用相关物品进行消毒。该病毒对热同样敏感,56℃持续30分钟能有效灭活,故疫情期间不建议生食,食物加热后吃更为安全。

3. 吃好,睡好,免疫好

这里要强调增强自身免疫力。同样是密切接触患者,有些人被传染,而有些人幸免,这与自身免疫力密切相关。充分睡眠,正常饮食,保持心情愉悦,是简单而实用的方法。

有些人在疫情期间过度紧张,茶饭不思,出现睡眠障碍,不仅造成免疫力下降,还造成基础疾病加重,从而导致额外就诊。因此疫情期间需要加强自我情绪管理,如果自觉症状严重,可以通过各类网络咨询,请专业人士帮助。

4. 居家锻炼很重要

尽量减少外出,并非不能活动。居家适当运动,或在人少的时候在小区及周边区域适当活动也是可以的。

对于某些特殊人群,比如有基础疾病(慢阻肺、糖尿病、肿瘤等)患者、年老体弱者、儿童等免疫功能低下的人群,则要比正常人群更加严格地执行上述措施。

5.感冒与肺炎莫混淆

如在疫情期间出现不适，有发热、咳嗽、咽痛、腹泻等，也不要过度紧张，如果上述症状不严重，可居家服用常规药物，密切观察病情变化。如果病情加重，尤其是出现全身酸痛、发热不退、乏力气急、呼吸困难等症状，则需要及时就诊。去发热门诊就诊的患者不必担忧在此处交叉感染，发热门诊包括胸片CT等检查设备有专人定时消毒。此外，疫情期间不要过度排斥就诊，以免贻误其他疾病的治疗。

（余 莉）

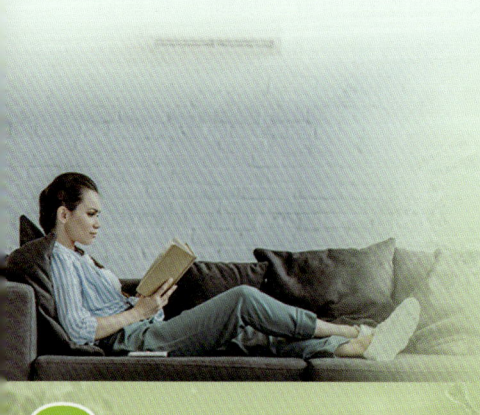

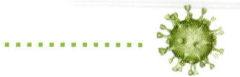

个人防控需要注意什么？

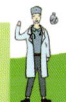

冬末春初季本就是流感高发季节，而新冠病毒在发病初期的症状少且轻，不易与普通流感鉴别。

1. 出现相关症状的应对措施

如果出现如发热、咳嗽、咽痛、腹泻、呼吸困难等疑似病毒感染的症状，那么应该及时就医。在就医的过程中要尽量避免乘坐地铁、公共汽车等交通工具，也要避免前往人员密集的场所。患者的家庭成员也要戴好口罩，患者和没有症状的其他家庭成员要保持距离，一般是1米以上，避免近距离接触。

如果家里有人被确诊为新冠肺炎，那么其密切接触的家庭成员就需要接受14天的医学观察，14天后如果身体没有问题，就可以恢复正常的学习、工作和生活。再提醒一下，在就医的过程中，一定要戴好口罩，一方面防止自己传染给别人，另一方面可避免医院里的交叉感染，同时要随时注意自己的手卫生。

2. 面对复工，通勤需讲究

我们都知道在家要勤洗手、多通风、加强锻炼，那么面对复工，我们在通勤挤公交、挤地铁的过程中，要如何防护呢？

新冠病毒已经被确认的传播方式是呼吸道飞沫传播以及接触传播，所以我们在做自我防护的时候重点要做到两点：首先，出门一定要戴好口罩，在乘坐公共交通工具通勤的时候，如果条件许可，人与人之间最好相隔1米以上，尽量不要用手接触的自己的口、眼、鼻；打喷嚏或者咳嗽时，要用纸巾或者肘部遮住口鼻。其次，在通勤结束后要第一时间洗手、消毒。

外出回家后，第一件事就是要洗手！一定要注意我们自身的手部卫生。另外，通勤时穿的衣服要勤洗勤消毒，或悬挂通风。可以使用烘干机56℃以上烘干30分钟以上，或用紫外线灯照90分钟，或用含氯消毒液浸泡5分钟，或在太阳下晾晒60分钟以上。

（徐镶怀）

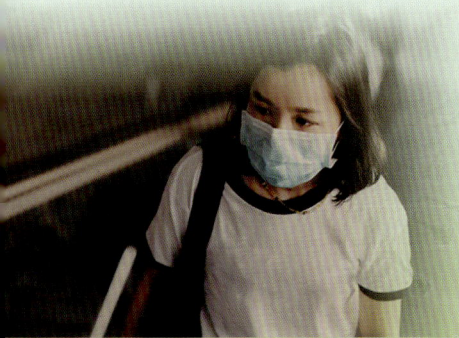

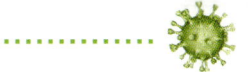

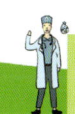
患者出现哪些症状不能拖？

疫情之下，大多数市民都尽量"不出门"，更别提去医院了。由于担心一不小心交叉感染的风险，所以很多患者就诊也一拖再拖。"尽量不去医院"是没问题的，一些小毛小病完全可以缓一缓，但有些病耽误不得，该上医院还得上！

1. 重视这些急症

疫情期间，很多人都选择居家不外出，会一次性购买很多食材，一旦食材不新鲜，就有极大可能导致急性胃肠炎的发病，如有高热、腹痛、呕吐，甚至脱水等症状，要到医院就诊。

如果患者出现一侧肢体乏力，说话不清晰，甚至神志不清，应考虑是脑卒中发作。不要盲目喂药，应尽快与医院或急救中心联系。

出现很明显而持久的胸骨后或心前区压榨性疼痛，通常会伴有烦躁不安、出汗、恐惧等，应考虑是突发的心肌梗死。遇到这情况，患者首先保持冷静，马上找家人帮忙。如果家里没

人,那就先打"120",然后把门打开,方便急救人员进门施救。患者应控制情绪、减少活动、平卧休息,等待急救人员到来。

对于老年人来说,白内障是比较常见的慢性疾病。一旦白内障诱发急性青光眼,突然看不太清了,这时就需要及时就医了。此外,眼底中央动脉栓塞、急性虹膜睫状体炎、视网膜脱离、眼底出血等都是比较急和严重的疾病,需及时治疗,以避免视力丧失的可能。

2. 科学就医的具体举措

患者到医院就医,一定要戴好口罩。到一般门诊就诊,正确佩戴一次性医用口罩即可。如果去发热门诊,建议佩戴医用外科口罩,并尽量乘坐私家车或出租车就医。在医院减少不必要的接触,可随身携带消毒湿巾、免洗手消毒液、含75%酒精的棉球,回家后好好洗手。

就诊前,提前准备好身份证、医保卡和既往诊疗材料(病历、检查报告、处方单等),有助于医生快速做出诊疗判断。尽量独自前往医院就诊,减少不必要的陪同人员。

(吴先正)

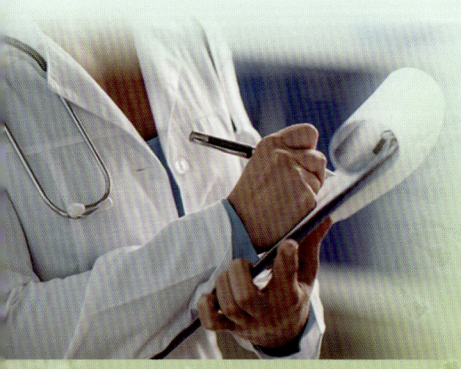

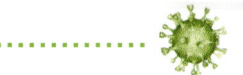

如何结合老年人特点做好防护？

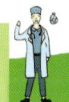

新冠疫情下，老年人易感、易重症。因此，协助老人进行有效防控是遏制疫情恶化的重要一环。

在多家疾病防控中心联合报道的早期425例新冠肺炎的病例中，有近一半是60岁以上的老年人。现有病例也发现，老年人及合并糖尿病、心脏病等疾病者病情更重。在国家卫健委最早报道的17例因新冠肺炎死亡的病例中，死亡中位年龄为75岁（范围：48~89岁）。

疫情发生后，国家对老年人群高度重视，从社区到各类媒体，都在加强对老年人关怀和帮助，协助老年人共克时艰。以下就是结合老年人特点做好疫情防护的具体举措。

1. 个人防护措施

减少外出：由于新冠病毒在人与人之间传播性极强，因此，杜绝不必要的外出与聚集，如访友、广场舞、棋牌活动、公共浴池洗浴等，可大幅度降低感染概率。同时，减少人群流动与聚集也可预防疾病的次生代传播，是疫期的必要选择。

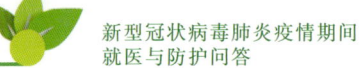

佩戴口罩、保持距离：外出难以避免时，可选择一次性医用口罩加以防护。新冠病毒可通过飞沫传播，口罩的合理正确佩戴可有效隔断传染源传播。外出行走或排队时，与他人保持1米以上的距离，同样可以起到防护作用。

勤洗手：新冠病毒以接触传播为主要传播途径之一，所以勤洗手和佩戴口罩同样重要，从外面回家后、做菜前、吃饭前、如厕后尤其要注意洗手。在流水下用肥皂或洗手液揉搓30秒，留意清洗指缝、指甲缝等部位，尽量剪短指甲。

合理膳食、加强营养、适当锻炼：不接触和食用野生动物，处理食物时生熟分开，肉类充分做熟再食用。另外，可增加加强老年人抵抗力的食物，多吃新鲜蔬菜水果，补充优质蛋白质等。若食欲不好，可适当添加适合自己的营养粉。同时，每天量力而行地进行居家锻炼30分钟左右，这有利于帮助消化和提高免疫力。

注意保暖、防跌倒：感染和跌倒是老年人最常见的入院原因。在疫情期间，更需谨慎，做好一级预防，避免入院。有咳嗽、发热等不适症状请及时咨询。疫情时期，建议先在正规医院网站或正规网络平台找专业医师进行咨询。若医师建议到医院就诊，可先行网上或电话预约挂号，减少在医院的滞留时间。居家锻炼或行走要穿舒适防滑的鞋子，行走不稳或有过跌倒史的患者可借助拐杖等，减少跌倒风险。

2. 家庭防护措施

通风：新冠病毒一般不会自窗户飞入室内，且封闭环境

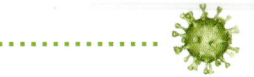

会造成室内氧气不足、细菌滋生等问题。建议家庭内规律通风，每日开窗通风2~3次，每次15分钟左右，可有效改善室内环境，预防感染。

居家环境合理消毒：家庭环境需定期消毒。依据既往对冠状病毒的认识，此类病毒对紫外线和热比较敏感，56℃以上持续30分钟、乙醚、75%酒精、含氯消毒剂（"84"消毒液、漂白水等）、过氧乙酸和氯仿等脂溶剂，均可有效灭活病毒。建议针对家具、衣物、鞋底等分别采用适合的消毒方式，使用消毒剂前务必仔细阅读说明书，不当的使用方式极易引发安全事故。不建议大量囤积消毒剂，以免留下安全隐患。

多陪伴：许多老年人会面临因广场、公园、棋牌室等公共场所关闭，骤然失去平素的社交活动，难以抑制的对疫情的担忧和恐慌等情况，易产生焦虑、抑郁等问题。因此，呼吁家人多陪伴老人。如有难以排解的情绪问题，也可通过心理援助热线或其他医疗平台寻求帮助。

总之，老年人群由于多存在器官功能储备能力下降、抵抗力低下、多种慢病共存等特点，一旦感染，往往病情危重，因此，做好预防更为重要。这需要个人、家庭、社会支持系统乃至养老机构、老年医务工作者的共同努力，让我们多角度、全方位地帮助老年人群平稳度过疫情期，减少感染概率。

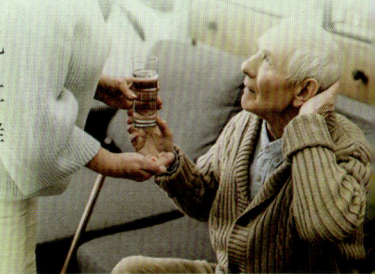

（马文林）

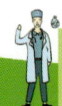 关爱男性健康需要注意哪些事项?

有研究发现,新冠病毒可能会攻击男性生殖系统并造成损伤。疫情无情人有情,关爱男性理应引起全社会的关注。疫情的发生放慢了工作、生活的节奏,广大男性朋友在"居家战疫"的同时不妨花点时间了解一些男性健康和保养的知识。

1. 远离不健康食物

平时爱吃炸鸡、饮啤酒、喝可乐吗?显然这些是大多数男性喜欢的,却是睾酮最害怕的。男性体内的睾酮不仅是健身塑肌不可或缺的激素,更是助你保持年轻活力的源泉。如果想提高睾酮的分泌,你需要更多的健康食物,比如鸡胸脯、贝壳类、海虾等富含锌元素的食物,平时少喝碳酸饮料,少吃油炸食物。

2. 注意保暖

冬春交替时期,应特别注意防寒保暖。依据"春捂秋冻"的原则,不宜过早脱去冬衣。应随气候的变化而增减衣物。

否则极易感受风寒，引发呼吸系统等疾病。

3. 适当运动

疫情期间可在室内运动，舒展肢体。这样可使得精力更加充沛，减少困倦，还可增强心肺功能，增强机体的免疫力。有研究表明，适当的运动能增加男性体内激素的分泌，对维持男性性功能是有益的。

4. 讲究卫生

讲卫生可以预防一些男性性疾病的发生，也是对家人的保护。冬春交替虽然天气依然较凉，但仍然建议在条件允许的情况下，男性每天都要清洗私处，尤其是包皮过长的男性。每天清洁可以清除包皮垢，去除异味，而且有助于预防包皮龟头炎的发生。若是有生育要求的男性，建议以淋浴为主，半年内不要泡热水澡或桑拿。

5. 保护生殖腺

男性的阴囊具有温度调节的功能，就像一台"空调"，起到调节生殖腺－睾丸温度的作用。长时间骑车或驾车、穿牛仔裤、把笔记本电脑放在大腿上，都会导致阴囊被包围受压，不能正常调节温度，以至于睾丸温度上升，影响精子质量，损害生殖功能。因此，建议男性最好不要穿过于紧身的牛仔裤，内裤亦应宽松适宜，久坐工作者最好每间隔40分钟就起身活动10分钟左右。

此外,切忌房事过度,特别是饮酒之后不宜进行房事,否则会导致勃起障碍、射精困难及血精等症状,甚至会诱发心梗、脑卒中等疾病。

6. 充足睡眠

熬夜会损伤身体器官机能,影响体力和状态。想要保持充足旺盛的精力,需保证每天 7 小时左右的睡眠时间。有些人认为晚上少睡白天补睡不影响身体,其实这个观点是错误的,人体的激素分泌有着昼夜节律。少熬夜,准时休息,做符合自然规律的事,以促进激素的稳定合成。

7. 保持良好的生活习惯

除了上述提到的注意事项以外,还应注意戒烟限酒,尤其是白酒,会引发前列腺及膀胱颈充血水肿,导致前列腺炎,诱发排尿困难及小腹会阴部坠胀。尽量少吃辛辣食品,少接触"成人信息",避免性器官频繁处于充血状态。切勿憋尿,憋尿易造成膀胱过度充盈,逼尿肌张力减弱,引起排尿困难。

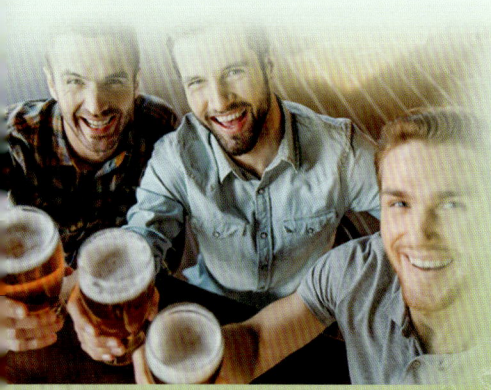

(吴登龙)

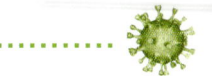

糖尿病患者如何安排饮食？

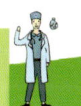

"管住嘴，迈开腿"是糖尿病患者战胜糖尿病的法宝。在抗击新冠肺炎期间，糖尿病患者自觉收住了脚，居家不外出了，在"迈不开腿"的情况下如何更好地"管住嘴"，就成为血糖控制的"重中之重"了。

提起糖尿病，绝大多数人会有这样一个疑问，糖尿病是因为糖吃多了引起的吗？如果不吃糖，少吃米饭、面条等主食，是不是就能把血糖控制好呢？事实上，这是一种非常普遍的误解。

一顿吃三大碗米饭时，也没见几个人得糖尿病，基本上不怎么吃米饭后糖尿病反而多发，这是为什么呢？那是因为少吃肉、少油水，吃进去的饭很快就被消耗掉了。现在食物太丰富了，如果饮食不节制就造成热量摄入过多。

另一方面，久坐不动、以车代步、电子娱乐（如玩手机、上电脑、看电视）等取代体育锻炼的生活习惯使得热量消耗不足。那么多余的热量跑哪儿去了呢？多余的热量转化为脂肪储存起来了，进而导致体重增加甚至肥胖，肥胖引起胰岛素抵抗（胰岛素不敏感），胰岛 B 细胞为了克服胰岛素抵抗，需要分泌更多的胰岛素方能维持血糖正常。久而久之，当胰岛 B 细胞不堪重负，分泌胰岛素的能力下降时，血糖开始升高，糖尿病就发生了。

由此可见，糖尿病的发生不单单是糖和主食吃多了引起的，而是因为摄入的总热量超过了人体的需要，所以糖尿病饮食疗法的基本原则是在不影响营养的情况下控制总的热量摄入。体重正常的人保持热量摄入和消耗相等，肥胖的人热量摄入小于消耗，消瘦的人热量摄入适当大于消耗。

食物当中的六大营养素（糖、蛋白质、脂肪、水、维生素和矿物质）只有糖、蛋白质、脂肪可以产生热量，1 克油产生的热量比 2 克糖产生的热量还要多。由此可见，控制总热量主要从控制油的摄入量下手，也就是要提倡几千年传承下来的"粗茶淡饭"。

总热量的 50%~60% 由碳水化合物（也就是我们通常讲的糖，淀粉类主食含有它）来提供，以此计算，每天的主食 250~400 克，不要只吃精米精面，最好是粗细搭配，比如大米加土豆或山芋，小麦面粉加玉米。选择生糖指数低的食物，如糙米、玉米糁、全麦面包、荞麦面、燕麦麸等。熬煮时间过长的稀粥餐后 30~60 分钟血糖升高很快，应避免。葡萄糖、蔗糖等单糖进食后被迅速吸收，快速升糖，因此炒菜用的糖、含糖饮料、各种糖果肯定是不能吃的。"无糖饼干"虽然不含蔗糖，但也是粮食做的，而且含有油，可以吃一点，但也要适量并且要计入总量。油条、生煎、锅贴、小笼包、肉包

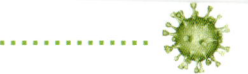

属高热量食品，油脂多，生糖指数高，应尽量避免。炒年糕、八宝饭、烧卖、糍饭团等糯米做的食物，尽量少吃。蛋白质是人体所必须的营养物质，人体内具有抗病毒能力的免疫球蛋白就属于蛋白质。蛋白质也不是越多越好，蛋白质提供的热量一般占总热量的15%~20%，每日蛋白质的需要量大约为每千克体重1克，75克蛋白质相当于一块猪大排。蛋白至少一半要来自动物类食品（鸡鸭猪牛羊肉、鸡蛋、牛奶），剩下的可以选择植物蛋白（豆类及豆制品），有慢性肾脏病的患者蛋白的量可以适当少一些。脂肪是产热大户，尤其要严格控制，以不超过总热量的30%为宜，而且以不饱和脂肪酸（如鱼类、橄榄油、坚果等）为主，限制饱和脂肪酸（如猪油等动物油）摄入量，拒绝反式脂肪酸（如奶油）。

  控制好脂肪的摄入是饮食控制的关键。肥肉、烧鸡、烤鸭、煎鱼等美味热量很高，蛋炒饭、油拌面等食物既"糖"又"油"，糖尿病患者面对这些丰盛的食品，要有"斤斤计较"的清醒头脑和不受诱惑的坚强意志。临床中发现，凡是工作有规律、生活有节制的患者，血糖控制往往比较好，并发症也少。所以，要想血糖好，关键靠自己。

  如果饿了怎么办？三餐之外，如果饥饿难挨，可以用水果代替零食。好多糖尿病患者宁肯吃零食也不敢吃水果，他们认为水果是甜的，对控制血糖肯定不利。事实上大部分水果的甜味来自果糖，而非葡萄糖，水果含有大量膳食纤维和人体所需要的各种维生素、矿物质，既可以提高饱腹感又不至于大幅升糖，所以糖尿病患者进食适量的水果是必需的，

而且是有益的。在血糖相对稳定情况下，选择两餐之间进食水果，选用含糖量比较低的水果如草莓、苹果、梨、橙子、柑橘、猕猴桃等，尽量避免含糖量较高的水果如西瓜、香蕉、红枣、荔枝、柿子等。200克水果的热量相当于25克主食，应计算在每日总热量当中。

近期《新英格兰》杂志报道的"间断断食疗法"有两种方法，第一种：早餐要吃饱，每天总热量的50%分配在早餐，且安排在早晨6:00以后，中餐约30%，晚餐要吃少而且要早，大约占全天总量的20%，下午6:00以前吃晚餐，这样能保证每天至少有12小时以上的时间处于非进食状态。第二种：按照5:2方式，每周有5天正常进食，另外2天时间断食。间断断食疗法能有效减轻体重、改善血糖控制，还可降低心血管疾病、肿瘤等疾病的发生。疫情期间居家隔离的糖尿病患者正好可以一试。

疫情期间，体育馆、健身房、广场公园等公共场所虽然关闭，但不能以此为借口不运动，宅在家里照样可以做一些适当的运动，家里有跑步机等健身器材的正好可以用上，没有的也可以在家里来回走动，仰卧起坐、俯卧撑、瑜伽等都可以居家开展，擦地板、洗衣做饭等家务活也是一种锻炼。

如果血糖还是不稳，可以借助于药物的作用，重新达到良好的血糖控制效果。比如"阿卡波糖"与食物同服，可延缓糖的吸收，降低餐后血糖；"二甲双胍"可以抑制肝脏内源性葡萄糖的产生，对空腹及餐后血糖均有降低作用；"奥利司他"可以抑制肠道对脂肪的吸收，在满足口福的情况下

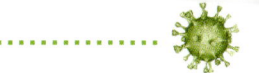

减少能量的摄入;"利拉鲁肽"可以抑制食欲,降低体重;"达格列净"一类的药物可促进葡萄糖从尿中排泄(1粒达格列净可排糖70克,相当于走了1万步所消耗的热量),通过这些措施可以减少胰岛素的用量,缓解因运动减少而引起的体重增加和血糖升高。

(赵家胜　张克勤)

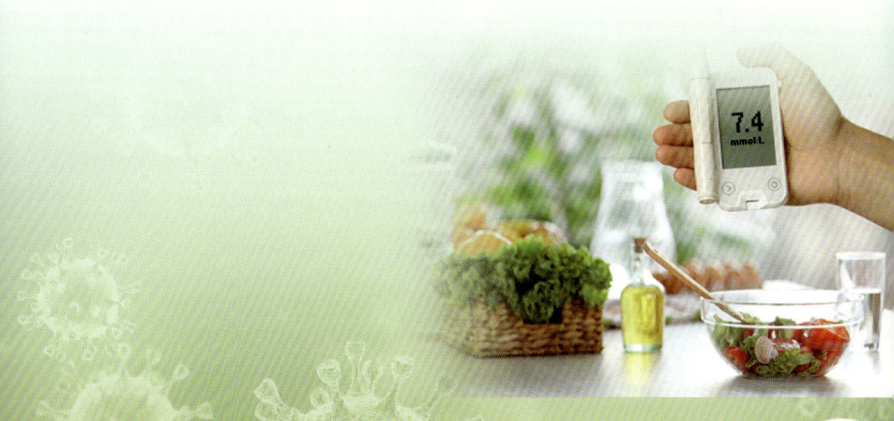

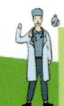

糖尿病患者在家如何控制血糖？

疫情期间人们宅在家里，出门次数明显减少了，人员间的来往和接触也减少了。很多糖尿病患者因此多了几分担心，出门走走吧，担心自己血糖高，抵抗力差，易感染新冠肺炎；宅在家里呢，总是不活动又担心血糖升高，不知道该怎么办才好。

平时血糖控制比较好的糖尿病患者，问题相对不大。主要是运动量小，担心因此血糖升高和体重增加，怎么办呢？在家里尽量做些力所能及的运动，如跑步机锻炼、骑动感单车、室内走走路，也可做些伸展运动等。要量力而行，最好一天的运动量分几次进行，每次的量不是很大，这样身体容易承受。如果觉得室内运动量还是比平时少，可以在吃饭时少吃几口主食，这样血糖就不容易升高了。同时多测测血糖，随时了解血糖的动态变化。

血糖轻度升高的患者，如糖化血红蛋白在9%以下，问题也不大，不用担心和顾虑。如果是体重超重的人，可将平时的每餐主食量减少1/3,适当地增加一些运动或多做些家务,

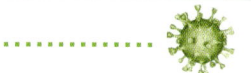

血糖可能就会稳定或明显降低，不再需要特殊处理。对于体重在正常范围或消瘦的人，维持原来的进食量，适当地增加一些运动，最好是每次餐后都要动动，有规律。还可以咨询一下政府的医疗热线（有很多内分泌医生在参与）或网上的专业医生，根据自备的药物，调整一下剂量，就能把血糖控制得更好些。等疫情过去了，再到医院做进一步诊疗。

那些血糖很高的患者，依靠饮食、运动或者现有药物的调整不能改善血糖的，就需要到医院内分泌科就诊了。但是，也要注意一些问题，就诊前要做充分的准备。先要把饮食控制好，运动有规律，然后规律地应用降糖药物，监测血糖，每天4次，可以在三餐前和晚睡前（21:00）检测，清楚地记录下来，共2~3天。然后再到医院就诊，要能清楚地说出自己所用的降糖药物和剂量。这样，医生就能根据这些信息迅速有效地调整治疗方案，控制好血糖，患者去一次医院就能解决问题。

对于那些血糖很高，明显地感觉乏力、口渴、多饮、多尿，甚至是呼吸急促者，应当做好防护，立即去医院就诊，切不可耽误了病情。

如果去医院就诊，患者的心态要放松，医院都做了很好的防护，安全性较高，感染新冠肺炎的风险很小。在去医院之前，要做好防护，最重要的是戴口罩，注意口罩的正反面不要弄反了。还有口罩上面有一条横着的铁丝，按一下，让它贴紧面部。再带一个一次性的橡胶手套。到医院后要配合医生测体温和汇报流行病学史，要如实讲述。配药时要求医生配三个月的药品,减少以后到医院就诊的次数。回家后把从医院带回来的东西放在一个地方,手套和口罩丢掉,先洗手,外衣脱掉放好(最好晒晒),然后用75%酒精把东西表面擦拭消毒。

糖尿病患者要保持良好的心态、合理的营养、适量和规律的运动,坚持药物治疗,定期监测血糖。轻度的血糖异常影响不大,饮食和运动就能控制。血糖波动较大的,确实需要到医院看病的,要做好准备。

(张春阳)

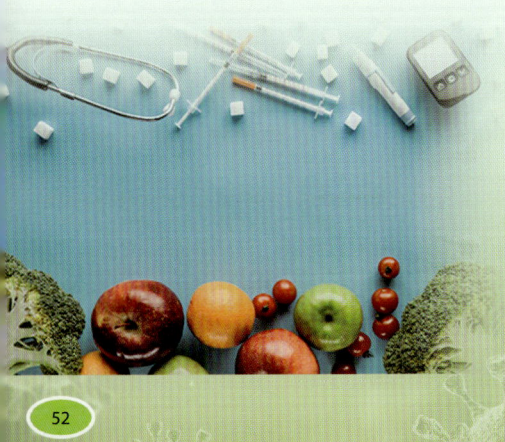

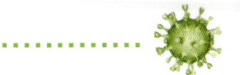

糖尿病患者如何自我管理？

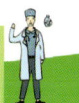

疫情期间，很多糖尿病患者一直坚持的快走、广场舞、游泳等体育运动不得不停止了。那么，在目前情况下糖尿病患者如何自我管理呢？下面的建议可帮助糖尿病患者维持平稳的血糖、提高免疫力。

1. 提高认识，加强防护

众所周知，糖尿病患者的抵抗力较非糖尿病患者要低，更容易被病毒、细菌、真菌等微生物感染。因此，糖尿病患者尤其要加强防护，能不外出尽量留在家里。如果不得已需要外出，一定要戴好口罩，回家后把衣服挂在阳台通风、日晒，洗手和洗澡后再接触其他物品。

2. 坚持室内运动

糖尿病患者的运动量建议每次30分钟以上，至少隔天一次。现在居家期间，时间比较宽裕，建议可每天30分钟轻中度体育锻炼，比如在室内快走、原地踏步、传统广播体操、健身操、器械性运动（哑铃、弹力带、矿泉水瓶等）、瑜伽、太极拳等锻炼项目。通过上述运动，均能获得不同程度的锻炼效果，协助血糖稳定。室内和室外运动只要保证一定的时间和强度，均能消耗热量。

3. 主食定量，营养均衡

食物中对血糖影响最大的是主食（米、面、谷物），某些根茎类食物（如南瓜、红薯、土豆、芋艿、莲藕等）因其含淀粉量大，也应归入主食范围。每餐均应严格控制主食的摄入量（不能多吃，但也不能不吃），但品种可以丰富多样，比如一小碗杂粮饭可以更换为半小碗杂粮饭加一个小红薯。另外要保证适量的优质蛋白质的摄入（各种瘦肉类、蛋、奶、鱼虾等）。蔬菜的摄入量应为蛋白质和主食"体积"的总和，蔬菜应包括尽可能多的颜色，颜色越丰富，其含有的维生素和矿物质种类越齐全，越有利于健康。

4. 坚持应用降糖药物，切勿自行停药

有些患者因不想在疫情期间来医院，自行停用降糖药物，此类行为绝不可取。若自行停药，血糖升高可导致急慢性并发症的发生，并且降低抵抗力。疫情期间，卫健部门出台相关规定以保证包括糖尿病在内的慢性病患者配到足够的药物，尽量减少到医院就诊的频次，各家医院也都遵照执行，最大限度地保证患者的健康、安全。

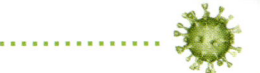

总之,希望糖尿病患者在疫情期间通过规范用药、规律运动、均衡膳食达到血糖稳定的目的,从而提高自身抵抗力。

(宋利格)

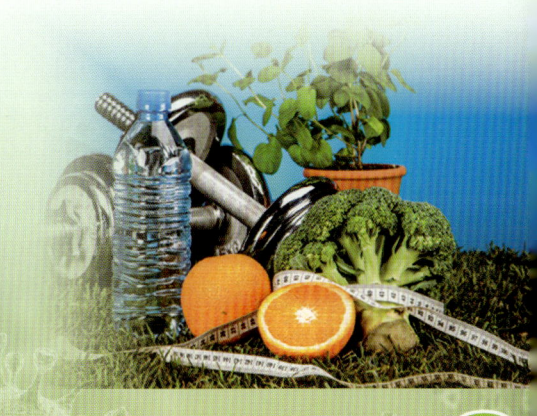

需进行消化内镜检查的患者如何管理？

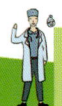

在疫情期间，因病情变化仍有许多患者避免不了内镜检查及治疗，如何避免感染新冠肺炎、合理进行内镜检查和治疗是我们大家必须重视的。

1. 暂缓内镜检查及呼气试验

国家卫健委公布的《新型冠状病毒肺炎诊疗方案（试行第七版）》指出，新冠病毒主要传播方式为呼吸道飞沫和密切接触传播，存在气溶胶传播可能。在进行胃镜或呼气检查过程中，因有咽部不适感，患者会出现咳嗽、恶心、呕吐、唾液分泌增加或大口呼气的情况，这些都有可能产生飞沫或形成气溶胶，存在传播的风险。钟南山院士的研究团队在新冠肺炎患者的粪便中也发现了具有活性的新冠病毒，而在肠镜检查过程中，难免会有粪水自肛门流出，存在感染的可能。同时，医院属于人群密集场所，有交叉感染的可能。因此，在疫情高峰期，上述检查均暂缓，随着疫情的好转，可逐步恢复。

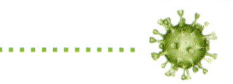

2. 不会因为进行胃肠镜检查或治疗而感染新冠病毒

首先,在正规医疗场所,每一名患者行内镜检查及治疗时,所使用的内镜都必须进行符合国家要求的、规范的、高标准消毒,医疗行业监管部门也会定期对各个医院内镜室进行督查。疫情期间,各个医院对于内镜的清洗消毒水平要求则进一步提高,达到灭菌水平。再者,内镜治疗如活检、息肉切除、异物取出、消化道止血等时,所使用的器械、耗材皆为一次性,做到"一人一用一丢弃",从而避免通过胃肠镜感染的可能。上面提到的疫情较为严重期间暂缓内镜检查及呼气试验,是为确保患者的绝对安全而采取的暂时措施。

(许树长 陈 莹)

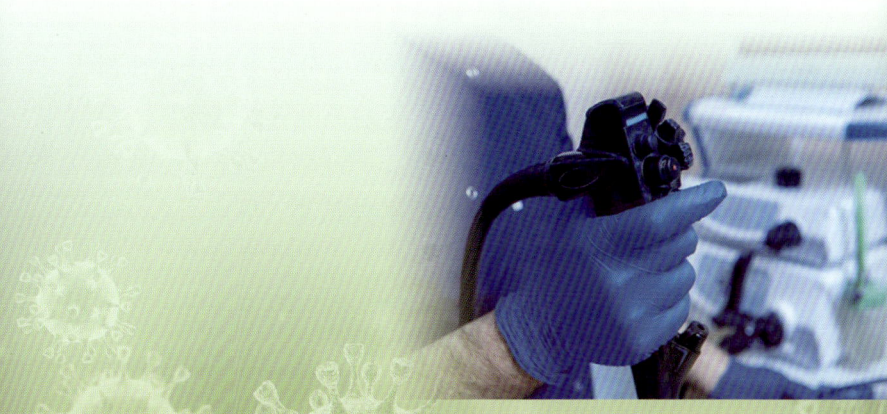

长时间佩戴口罩该如何做好皮肤防护？

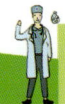

疫情期间，普通民众把外出佩戴口罩作为了一种生活习惯，这是非常必要的。但对于不经常佩戴口罩的普通民众来说，除了闷热、呼吸不畅外，还有一些其他的烦恼出现，如由于佩戴口罩后面部红肿瘙痒，长时间佩戴口罩后会破坏皮肤屏障功能，出现过敏反应、刺激反应、压痕、摩擦损伤等。针对这些情况，提供以下指导和建议：

1. 过敏反应

过敏反应主要见于对口罩中某些成分过敏的特殊体质人群，表现为接触性皮炎，皮疹发生的范围界限清楚，与接触范围一致，出现红斑、水肿、瘙痒，严重者出现丘疹、水疱、大疱或糜烂。疫情期间，如果你恰巧是这类人群该怎么办呢？

尽可能减少接触面：戴口罩前1~2小时薄薄地外涂地奈德或者氢化可的松乳膏一次，再涂一层保湿霜。也可在口罩中垫两层纱布隔开皮肤，但必须严格做到密闭性良好，按照要求防护到位。

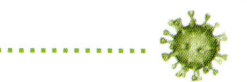

脱下口罩后立即用清水清洁皮肤,再涂保湿霜。避免接触酒精、肥皂、洁面乳等刺激物。

若出现皮疹伴痒,可用丁酸氢化可的松或者地奈德乳膏,每日1~2次,连续3~7天;一旦出现水疱、糜烂、渗出,就用3%硼酸溶液或者生理盐水冷湿敷,每天2~3次,每次20分钟左右;如果瘙痒明显,可口服西替利嗪、氯雷他定片等抗过敏药。

2. 刺激反应

由于口罩透气性较差,皮肤常处于汗液浸渍、潮热刺激下,长期高反应状态导致皮肤屏障功能破坏、敏感性增加,外界轻微的"风吹草动"都会使面部出现红斑、灼热、刺痛、瘙痒、紧绷感等不适症状。

对此情形,建议首先尽可能避免促发因素如热烫辛辣食物、情绪激动、密闭的热环境等。每日用温水轻柔地洁面,使用温和舒缓的保湿润肤剂,从而改善皮肤屏障,提高皮肤耐受性。当面部灼热、紧绷感明显时,可以每日多次用矿泉水、生理盐水冷湿敷。

3. 皮肤压力性损伤

长时间戴口罩,尤其是N95防护口罩会给皮肤造成很大的物理性压力,紧贴皮肤隆起的部位包括耳后特别容易出现压力性损伤。当需要长时间佩戴口罩时,建议:

佩戴前在局部受压处如颧部、鼻梁、耳后、额部涂抹比较清爽的保湿乳或保湿凝胶,或用创可贴、输液贴、泡沫敷料衬垫。

尽量选择松紧带在头顶和颈部固定的款式,避免挂耳式口罩,或者给挂耳式口罩配备一个"防勒神器"。

轻微的压痕会自行恢复;如果压痕持续时间较长甚至出现皮下淤血,可使用喜辽妥软膏或肝素钠乳膏外用。如有皮肤破损,可涂用软膏预防感染,促进创面愈合。

4. 原有皮肤病加重

原有面部皮肤病如脂溢性皮炎、银屑病、痤疮、口周皮炎等情况的患者,佩戴口罩时间久了以后,原有皮肤红斑、瘙痒等症状可能会加重,其原因除了与佩戴口罩有关外,也与患者的精神压力加大、生活不规律有一定关系。针对这些患者,建议坚持原治疗措施,注重自我调节,必要时到皮肤科就诊。

(赵敬军)

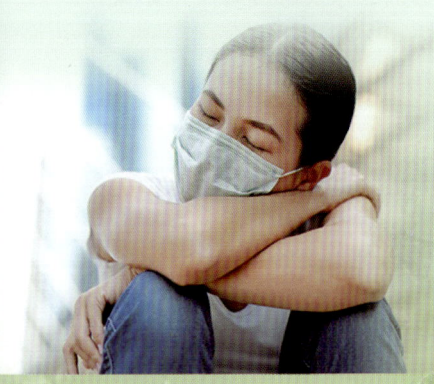

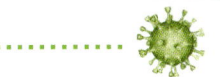

普外科疾病该如何就诊？

外科疾病是指绝大多数情况下需要通过外科手术来治疗的一类疾病。普通外科是外科系统最大的专科，涉及器官广，疾病种类多，收治患者数量大。普通外科疾病包括甲状腺、乳腺、胃肠道、肝、胆、胰、脾、血管等外科疾病。急腹症患者除局部症状外常伴有严重的全身炎症反应、机体免疫功能抑制；恶性肿瘤患者常有不同程度营养不良或免疫功能低下，这些特点导致患者术后肺部感染机会明显增加。多数普通外科手术时需行呼吸机辅助通气、患者术后平卧及切口疼痛等，导致患者术后肺功能恢复时间延长。因此，普通外科患者围手术期感染新冠病毒风险高。

医学上，根据手术需要的时机将手术分为：择期手术、限期手术和急诊手术。建议大家根据不同情况区别对待。

1. 择期手术患者无需着急

择期手术治疗的疾病，就是可以选择手术的最佳时机，早一点做手术或者晚一点做都可以，不会造成很大影响的疾

病。这些包括:

患病时间比较长的慢性感染性疾病,比如胆囊结石慢性胆囊炎、没有梗阻的胆管结石、久治不愈的慢性胰腺炎等。

胃肠道、肝胆胰脾和甲状腺乳腺的良性肿瘤,比如胃息肉、胆囊息肉、肝脏血管瘤、乳腺纤维腺瘤和甲状腺瘤等。

需要外科处理的先天性畸形,比如先天性胆总管扩张症等。

这些都是可以选择手术时机的疾病。疫情期间,尽量不要急着到医院就诊,以避免新冠病毒感染。

2. 限期手术患者需要等待

限期手术的疾病就是需要手术但不能久等的疾病,一般指恶性肿瘤,比如肝癌、胰腺癌、胃癌、肠癌、乳腺癌等。诊断明确后,需要及早手术,不能久等,否则肿瘤会转移导致疗效下降或者失去手术机会。

疫情期间,大部分医院为了减少病毒扩散,实行全部患者预约制或者网上会诊,限期手术的病例开展得很少。恶性肿瘤患者的免疫力普遍低下,最容易遭受传染,一旦感染,常常发病更重。所以这类患者先耐心等待为好,在家里做好术前的各方面的调整和准备。

3. 急诊手术患者莫要拖延

急诊手术就是必须马上做的手术,否则容易引起生命危险,比如急性化脓性阑尾炎、胃肠道穿孔、重症胆管炎、急性坏疽性胆囊炎、急性肠梗阻、重症胰腺炎等。疾病从来不会看是否

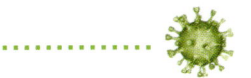

是节假日、是否有疫情，急诊医生从来都是24小时待命的。外科急腹症对于普外科医生来讲是永远的挑战，尤其是疫情期间。除了腹部疾病需要迅速判断和紧急处理外，新冠病毒感染首先要排除。这就需要多学科会诊，尽量做到全面检查。对于疑似病例迅速隔离、确诊病例需要转至定点医院收治。

需要去医院就诊的患者必须做到：

切莫隐瞒接触史：有的患者因担心隔离、得不到及时手术或其他治疗，会有意隐瞒一些重要的病史和疫区接触史，这属于害人害己的行为。一是携带病毒做手术，患者发生重症肺炎死亡的概率会大增；二是对周围的接触者造成疾病的传播，包括其他患者、家属和医务人员。故意隐瞒接触史目前已经属于违法犯罪的范畴，每个患者住院前都要签署承诺书。

迫不得已前去就诊时，一定做好防护。戴口罩、勤洗手、不聚集、不做过多停留。去医院前事先做好充分准备，携带好完整的病历资料，提前预约好正确的专科门诊，以减少去医院次数。

发挥网络优势，开展网上咨询。对自己病情不了解者，可以先进行网络咨询。特殊时期，为了方便就医，绝大多数医院和医生都已经开展了网络咨询服务，大家可以足不出户，找到心仪的医生，得到合理的治疗建议。

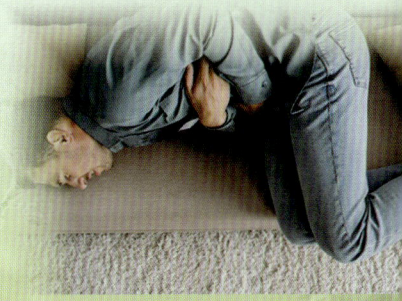

（施宝民）

胃肠肿瘤患者需要注意什么？

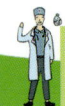

对新冠病毒，人群普遍易感，而肿瘤患者因受肿瘤本身的消耗、营养不良、手术创伤及化疗等影响，患者免疫力低下，对病毒的抵抗能力低于常人，在新冠病毒肺炎高危人群中更是首当其冲。在疫情期间如何有效防护新冠肺炎、合理进行肿瘤的治疗和随访，建议如下：

1. 居家管理

加强个人防护，勤洗手，室内定时通风，尽量减少外出，需要外出时要戴口罩（医用防护口罩或 N95 口罩），尽量不去人群聚集处或公共场所，不走亲访友，包括家庭成员在内避免与疫区来的人员接触；保证充足营养，在平时饮食的基础上加量，每天摄入富含蛋白质的食物，包括鱼、肉、蛋、奶、豆类，每天吃新鲜蔬菜和水果，食物品种多样化，荤素搭配，不要偏食；适量补充复合维生素；适量多饮水，每天不少于 1 500 毫升；开展居家体育锻炼，每天累计时间不少于 1 小时，不参加群体性体育活动；注意保暖；规律作息及充足睡眠，

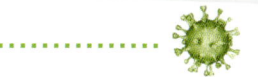

保证每天睡眠时间不少于7小时;每天自我测量3次体温,若体温升高,及时与家庭成员隔离,并与主诊医生联系,根据医生的建议是否需要看发热门诊。

2. 门诊随访和复查

尽量减少去医院的次数,避免交叉感染;若无不适,适当延缓随访复查的时间也不影响预后。若一定要上医院,应与自己的主治医生联系并网上预约就诊时间,减少排队等候的时间;就医过程中一定要戴防护口罩,若有护目镜更好,防止病毒通过结膜感染人体;到医院后根据医院传染病排查的流程就诊,千万不要隐瞒包括家庭成员在内的流行病学史;尽量避免有创检查(胃肠镜检查可安排到疫情过后再检查),就诊时间尽量短;回家后及时洗手。因疫情防控需要,非本省市患者来院检查和治疗,根据有关规定先要在院外隔离观察14天,所以建议患者携带之前的病历资料到当地医院复查和治疗。

3. 化疗和靶向治疗

非常时期向主治医生线上咨询,推迟1~2周化疗并不影响预后;在疫情期间尽量选择使用方便、不良反应小的方案,如替吉奥或卡培他滨口服化疗,患者可以在家里化疗,以减少就医次数;也可以选择治疗周期间隔时间长的方案;若病情变化(如发热、腹泻等),及时在线上与主治医生联系,以寻求治疗对策。

4. 手术

许多胃肠肿瘤患者需要手术治疗，但手术创伤造成患者免疫功能下降，一旦感染上新冠肺炎那将有可能是致命的；另外，疫情期间血源也紧张，若非急症（如肠梗阻、穿孔或大出血等），建议延缓手术，但可以先做些辅助治疗，待疫情过去后再进行手术。

（刘文方）

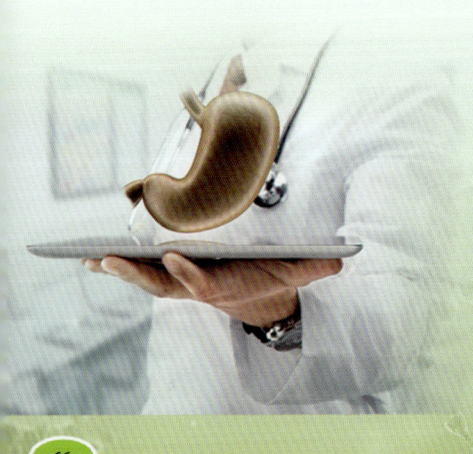

甲状腺疾病患者是否需要定期复诊？

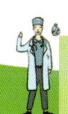

相较于其他疾病来说，甲状腺疾病非常容易在不良情绪和压力下加重，患者很容易产生焦虑、紧张、激动等情绪波动。

此外，甲状腺疾病患者需要定期复诊，在这个时期，是否还需要去医院定期复诊？复诊时需要注意些什么？

1. 甲亢患者的就诊指导

甲亢患者的典型症状是高代谢症候群，容易血压高、心率快、脾气大，病程较长者可能对心脏造成实质性损害。在疫情期间，由于较长时间不能外出、戴口罩等原因，可能引起情绪烦躁、心慌气闷等不适。对于稳定期的甲亢患者，要坚持按医嘱服药，主动调节自己情绪，可以每天花一定时间坚持做一件自己感兴趣的事情，分散注意力。另外，不要过多收看疫情节目，缓解紧张情绪，避免病情加重。甲亢患者需要保证充足的营养，多吃碳水化合物、蛋白质等食物，切忌碘。在疫情期间出现了消瘦、情绪激动、心率快等症状，可通过免费网络平台及时咨询相关科室医生。需要提醒的是，甲亢药物对肝脏有一定的不良反应,待疫情好转后及时复查肝功能。

2. 甲减患者的就诊指导

如果说甲亢患者表现为焦虑烦躁的话,那么甲减患者就会出现类似忧郁的症状。甲减患者由于体内甲状腺激素不足,导致情绪低落、精神萎靡,必须长期规律进行甲状腺激素替代治疗。目前情况下,如病情稳定,一般不易出现病情变化,而且所服用药物的安全性较高,可酌情延长复诊时间。居家生活中,家人应该予以更多关心,积极发现自己的兴趣点,分散疫情带来的诸多负面信息对自己的影响。需要提醒的是,激素类药物不能随便停服,如果服用完了,就要及时去医院配药。

3. 甲状腺结节患者的就诊指导

大多数甲状腺结节患者并无明显症状,往往通过体检被发现。这些患者可分为三类:第一类是最近刚检查发现甲状腺结节的,这类患者不必惊慌,因为甲状腺结节分很多种,绝大部分是良性病变,即使怀疑恶性的也可以稍缓一下,等疫情控制以后再进一步明确诊断。第二类是甲状腺恶性肿瘤术后的患者,他们往往要定期复查,考虑到疫情形势严峻,医院还是少去为佳,可以酌情将复查时间延迟,当然平时的药物还是要按原剂量服用。第三类是最近明确诊断为甲状腺恶性肿瘤的患者,若非疫情影响,这类患者本应该抓紧手术,好在绝大多数的甲状腺癌属于恶性度较低的分化型乳头状癌和滤泡状癌，预后较好，可根据疫情控制情况和各医院应对措施，限期诊治。

除了以上的注意事项外，甲状腺患者还需要关注哪些问题呢？除了关注抗疫信息以外，甲状腺患者需要适当听一些音乐、看一些娱乐影视等轻松的节目，放松身心、保持规律作息。居家期间容易漏服或忘记是否服药，建议把药物放置在餐桌等易于看见的地方，按照每周量摆好，定期检查是否漏服或多服。

若必须到医院就诊时，一定要做好自身和家属的防护，去医院就诊需全程佩戴口罩。也可以随身携带免洗消毒液，及时进行手部消毒，尽可能减少在医院的逗留时间。回家后立即更换外套，悬挂在通风处，或进行清洗；脱口罩时，不要接触口罩的外表面，可以将口罩装在保鲜袋内，扎口后扔入垃圾桶；然后认真用洗手液或香皂进行流水洗手；做好室内消毒、通风等。

（李新平）

脑卒中患者如何防护、复诊？

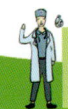

疫情期间，脑卒中患者应如何防护？在万不得已的情况下就诊，又该注意些什么呢？

脑卒中患者最应该注意的，一是要保持规律生活，遵医嘱控制饮食及适当运动，充分休息，保持心情舒畅，使自己的身体尽可能地保持在最佳状态。二是要控制好脑卒中的各种危险因素，如血压、血脂和血糖，要按时服药，定期监测。三是日常饮食要合理，荤素搭配，少油少盐。

遵医嘱按时服用降压药物。患者不可随意停药或是加减药量，避免引发血药浓度不达标，而出现血压、血糖、血脂等不良因素的变化，从而引起身体免疫力低下而导致被病毒传染。

减少外出。必须外出时，应根据室内外温差注意防寒保暖，同时要做好防护措施。

疫情期间，我们首先要牢记：尽量待在家里，减少外出甚至不外出。如果病情较稳定，尽量不前往医院，以免出现交叉感染。但如果出现原有症状加重，如言语不清、口眼歪斜，或一侧肢体麻木无力加重，或者出现新发症状，如头晕、

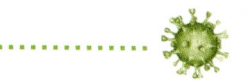

头痛等,则需要到医院就诊。

去医院就诊时应注意:第一,就诊前应先做好功课,通过微信或其他渠道了解你要去的就诊通知、开诊时间、就诊流程和注意事项等。比如疫情期间许多医院现场挂号取消,患者就应事前预约挂号,按照预约的时间段到医院就诊,这样能减少患者等候看病的时间,减少人员聚集。第二,患者要带好医保卡、门诊病历、出院小结等,如果有要给医生看的化验单、脑核磁共振等影像资料也一并带上。第三,由于检测体温、预检台检查都增加了疫情史询问等程序,这就增加了排队等候的时间,因此要记得戴口罩、注意保暖。第四,有条件最好乘坐私家车去医院,如果坐公交车要注意间隔座位坐,与其他乘客保持1米以上的距离。第五,如果患者有发热或者咳嗽,自测体温超过37.3℃,或者从外地返回时间小于2周,或者有重点疫区人员接触史小于2周,或者有疑似或确诊患者接触史小于2周,或者近期家庭中有2人或2人以上发热的,应先到发热门诊就诊,排除新冠肺炎可能后再到神经内科就诊。

最后,要特别强调的是,如果发了急性脑卒中症状,比如突然出现了偏瘫、失语或意识不清等,应立即拨打"120"急救。

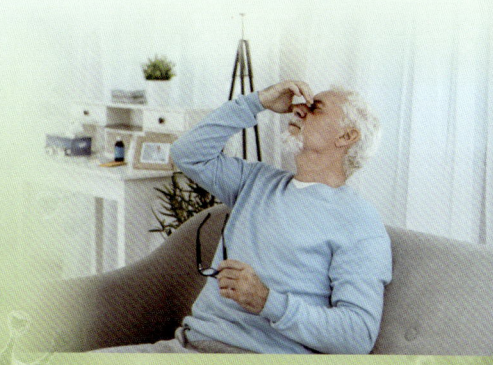

(聂志余)

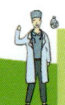

需要肉毒毒素注射治疗的患者如何应对？

在肉毒毒素的应用领域中除了医学美容外，在治疗领域多应用于偏侧面肌痉挛、肌张力障碍、震颤、抽动障碍、痉挛状态、自主神经功能障碍（流涎症、多汗症、下尿路功能障碍）、头痛以及神经病理性疼痛等。这些疾病均为慢性疾病，治疗上主要控制症状为主，而一次肉毒毒素治疗能维持3~5个月的疗效，就如长期服药那样需要定期注射。因此，在疫情期间对于需要肉毒毒素治疗的患者应注意以下事项：

一是加强心理疏导，消除紧张情绪。研究表明，紧张焦虑情绪可以加重肌张力障碍、抽动、疼痛、多汗等症状，放松心情、规律作息有助于减轻症状。肉毒毒素治疗起效慢，因其干预的疾病多为慢性病，一般不会快速进展并危及生命，就诊前可以做一个简单自我主观评估："是否对自己日常生活造成影响？"如果影响较小，可以延迟肉毒毒素注射。

二是以居家休息为主，保持健康的生活作息，注意卫生管理，避免刺激性饮食。对于肌张力障碍患者建议坚持有限的康复活动锻炼，如太极拳、五禽戏、平衡锻炼等训练。来

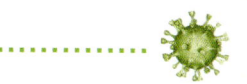

院就诊时,需配合医务人员进行严格的疫情防控排查,配合医院统一安排及就诊流程管理,完善防控措施,减少交叉传染的风险。

三是对于症状明显必须注射肉毒毒素患者,建议就近治疗,尽量避免异地求医。国内肉毒毒素注射技术经过十余年的发展已广泛推广,仅上海市同济医院肉毒毒素治疗团队通过接收进修、单位合作、学术交流、多媒体网络平台等技术推广,帮助全国超过25个省数百家单位建立肉毒毒素精准治疗技术,可独立开展肉毒毒素注射治疗的单位基本覆盖全国,因此,外省市患者可以足不到"沪"即可享受同样的治疗技术。对于随访患者可以适当调整时限,鼓励采用电话、微信、网络等方法,减少患者反复往来医院。

(靳令经)

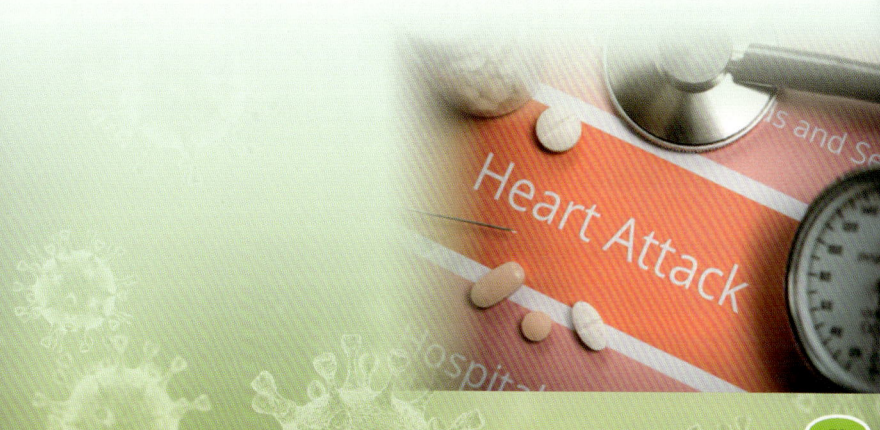

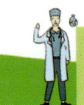

偏头痛了怎么办？

疫情之下，不少人是在关注新冠肺炎疫情中度过的，新冠肺炎确诊患者数字和各种疫情新闻冲刷着每个人的大脑，导致部分人群出现了多种伴随症状，甚至有些本来病情已经控制得不错的患者偏头痛复发。

偏头痛是临床上常见的一种痛症，属于发作性神经血管功能障碍，以反复发作为特征。该病多在青春期起病，在人群中的发病率高，约占总人口的10%以上，女性多于男性，且有一定的家族遗传性。虽然不少人患有偏头痛，但他们并不认为这是病，通常都是忍一忍就结束了。但是，需要提醒的是，偏头痛并不是一般的头痛，患者切不可大意对待！

1. 偏头痛的表现

不发作时与常人无异，发作时常表现为：头部两侧疼痛剧烈，头痛为钻顶样头痛或搏动样疼痛，常伴有恶心、呕吐、厌食，持续时间较长，疼痛部位明确，或左或右，经一段间歇期后可再次发作，在安静环境下休息或睡眠后，头痛可以得到缓解。

2. 偏头痛的病因

遗传因素：约60%的患者有家族史，有癫痫病患者的家庭，患者父母、子女及兄弟姐妹发生偏头痛的风险是一般人群的3~6倍。

饮食及药物因素：某些食物或药物可诱发偏头痛，比如过量食用咖啡、酒精类饮料、含亚硝酸盐防腐剂的肉类等。专家统计出容易诱发头痛的食物排行为：巧克力、酒精饮料、生乳制品、柠檬汁、奶酪、红酒。

内分泌及代谢因素：偏头痛女性多见，生理期发作频繁，妊娠期或更年期后发作减少或消失。

睡眠及精神因素：这是比较常见的偏头痛病因。由于长期睡眠严重不足或情绪高度紧张，可能诱发偏头痛。

3. 偏头痛的治疗

发作期常用药物：偏头痛发作时，若头痛不是很剧烈，可使用非甾体类消炎止痛药，如散利痛或双氯芬酸纳等。也可使用麦角胺制剂，如麦角胺咖啡因，但不建议长期服用。曲普坦类药物，如左米格对程度严重的偏头痛具有良好的缓解作用。

预防治疗：当出现偏头痛发作每月大于2次，或急性止痛药效果不佳等情况时可考虑加用预防药物苯噻啶、心得安或西比灵。

除此之外,预防偏头痛的要保持良好的生活作息规律,保证充足的睡眠和运动,注意劳逸结合;注意饮食合理性,避免进食致敏药物或食物,多饮水;家人应为患者创造温馨的家庭环境,使患者保持心情愉悦。患者也应自我调节情绪,保持乐观心态,学会控制情绪,减少对大脑神经的刺激,防止诱发偏头痛的发生。

目前,偏头痛在临床上除对症治疗外,尚无有效的根治办法,如果你已经有偏头痛了,一定要记住那些诱发因素,并且时刻注意。

疫情期间,如果偏头痛发作的频率、部位、程度明显有别于平常,或者伴随着其他症状,如恶心、晕厥、手足麻木等,经自己常用处理措施都不见缓解,需要高度警惕其他脑部疾病的可能性,请戴好口罩,做好防护,到医院进一步诊治。

(李云霞)

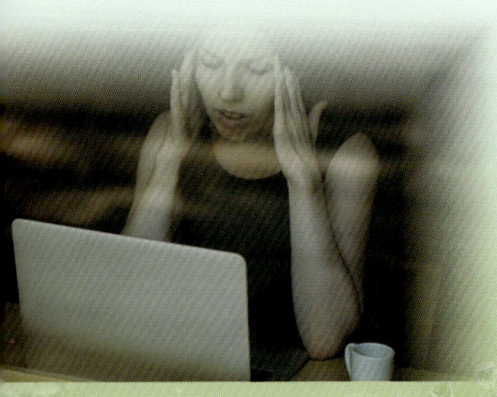

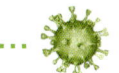

新冠肺炎是否会影响肾脏？

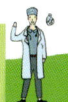

目前多项研究发现,除了肺脏,肾脏可能也是新冠病毒的主要攻击靶点之一。也就是说,新型冠状病毒可能还伤肾。原来,就像开锁需要钥匙一样,病毒想要进入细胞同样也需要相应的钥匙——受体蛋白。目前已经明确,血管紧张素转换酶 2（ACE2）就是新型冠病毒感染人体的受体蛋白,人体内含有 ACE2 的器官都可能被病毒攻击。有数据显示,ACE2 在人体肾脏中存在高水平表达,比肺部高近 100 倍,换句话说,肾脏中 ACE2 的含量明显高于肺组织,这就是为什么面对新冠肺炎的"猛烈攻势",除了肺以外,肾脏也"岌岌可危"。

在新冠肺炎患者（特别是重症、危重症患者）中,肾功能受损较为常见,这可能是病毒感染作用的机制之一,并且最终可能导致严重的后果甚至多器官衰竭和死亡。研究者建议,尿蛋白在很多患者一入院就能够检测到,因此提示临床工作中需要警惕肾脏损害发生的风险,可以根据患者的具体病情,采用不同的肾脏保护措施。对于危重症患者,连续性肾脏替代疗法有望在降低危重病人病症方面起到重要作用。

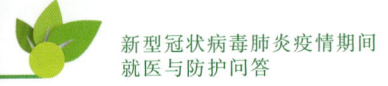

1. 慢性肾脏病患者如何保护自己

在家时，勤洗手，勤消毒，保持室内通风，避免和发热、咳嗽患者接触等，最重要的是减少外出。透析患者出行时，应合理规划出行路线。在透析过程中，全程佩戴口罩，测体温，有任何不适及时告诉医生，从容淡定，科学应对。疫情期间，应充分摄入富含优质蛋白质的食物，保证营养。

慢性肾脏病患者抵抗力低下，是新冠病毒感染的高危人群，由于本身存在慢性肾脏病基础疾病，一旦感染病情会比普通人严重且复杂。所以应做到：尽量不外出，即使在家里也建议戴口罩和家人保持一定距离，房间定期开窗通风。

对自己的病情观察要更加仔细，包括有无发热、乏力等全身症状，以及自身血压、水肿等体征的改变，尿量和尿液颜色的变化。可以网上问诊，也可以通过电话、微信等多种方式和自己的随访医生联系，进行诊治。对于需要服用固定药物的慢性病患者，根据病情需求，服用的降糖和降压药物长期处方可放宽至 3 个月。

2. 血透患者应该怎样面对这场疫情

血液透析患者基础疾病重，多合并多种并发症，免疫力普遍低下，每周需多次往返于医院和家中，再加上血透室人群密集、流动性大，血液透析患者是疫情中需要重点防护的高危人群。除了和普通患者一样的各项注意事项外，血透患者还要注意：

进入透析中心后，首先要清洁手，可以洗手或手消毒，配合医护人员测量体温、预诊之后称体重,到更衣室换好衣服后,再躺到自己的透析床上耐心等候,不要去其他床位找病友聊天。可以看书、看视频、睡觉休息,透析过程中保持安静,不交谈、不打电话、不聊语音。

透析过程中进食就意味着要摘除口罩,不戴口罩就类似"裸奔",因此建议患者透析前在家中吃一些耐饥的食物,没有呛咳的患者自备一些戴着口罩可以含服的糖果,避免透析中低血糖。对于年老体弱、有脑卒中病史的患者,不建议吃糖果,有窒息风险,血透室医护人员会监测血糖情况,必要时通过血管通路给予支持治疗。

透析结束回家后,患者应先洗澡,如果不能洗澡,应洗手、擤鼻涕、漱口或刷牙、洗脸。用消毒湿巾擦拭钥匙、钱包、手机等随身物品。

3.腹透患者应该怎样面对这场疫情

受疫情期间交通限制等影响,血透会受到一定的限制,但腹膜透析不受影响,即使停水、停电、限行、封城,患者都可以居家腹透,可避免交叉感染,有着很好的优势。当然腹透患者也应该和其他患者一样,注意保护自己,注意隔离,加强防护。

(余 晨 杜邱娜)

腹泻患者应该如何应对？

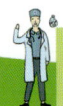

已知的新冠病毒主要传播途径是飞沫及接触传播，可能的传播途径是高浓度的气溶胶。此外，在患者粪便中可检测到此病毒的核酸，进而又发现有活病毒，所以推测本次新冠肺炎还具有通过肠道传播的可能。

从病毒学的角度来看，新冠病毒与SARS病毒同属于β属的冠状病毒。已有的基础研究表明，两者高度同源，基因组学高度相似，在食道、小肠和大肠表面的细胞上，也都有病毒进入的受体通道。这样，新冠肺炎患者出现腹泻、腹痛等消化道症状就可以理解了。特别是从新冠病毒感染者的粪便中也检出了活病毒，这样发生消化道传播的可能性较大。比如患者的粪便或粪便稀释液或排便后形成的气溶胶，污染了手机、门把手、遥控器或水果等，则可以进一步污染其他人的双手、衣物或食品，从而发生病毒的传播。

在新冠肺炎疫情期间，如果人们出现腹泻、腹痛等消化道症状，还是需要引起重视的。

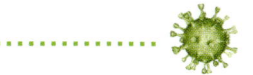

1. 腹痛、腹泻，不伴有发热、咳嗽

如果仅仅是一过性的腹泻、腹痛，不伴有发热、咽痛、干咳，那很可能就是普通的消化不良、饮食不洁或受凉、肠炎等导致的，也不要太过于紧张，适当的保暖休息、清淡饮食，必要时服用一些调整肠道功能的药物，就可以很快缓解。

2. 腹泻、腹痛，伴有发热，但不伴有咳嗽、咽痛

如果在腹泻、腹痛的同时，出现了体温升高，但没有咳嗽、咽痛等呼吸道症状，那么这样的腹泻，很有可能是轮状病毒感染所致的病毒性肠炎，特别是泻下物呈稀水样或蛋花汤样，伴阵发性脐周绞痛。这时需要就近去医院看消化科或急诊肠道门诊，通过输液补充电解质、解除肠痉挛等处理，病情很快会好转、自愈。

3. 腹泻、腹痛，伴有发热，并有咳嗽、咽痛

如果在腹泻或伴有腹痛的同时，出现了发热，并且还有咽喉痛、咳嗽等呼吸道症状，就需要特别重视了。特别是腹泻、咳嗽逐渐加重，甚至出现乏力、气短胸闷等反应，就需要戴好口罩，立即到医院"发热门诊"进行就医，除了化验血液和大便外，还需要做胸部CT检查，筛查新冠病毒感染和症状不典型的新冠肺炎。

在疫情期间，人们如果发生腹泻、腹痛，需要认真对待。一旦出现腹泻并伴有发热、咳嗽、乏力等不适症状后，则需

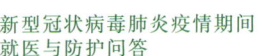

要高度警惕,尽早就医,以防发生合并消化道症状的新冠肺炎!平时在戴好口罩的同时,一定切记勤洗手,瓜果要彻底清洗干净,生冷菜肉等食品要加热彻底。此外,家中的卫生间(尤其是马桶盖)等也需要清洁后喷洒消毒液,并养成马桶盖盖好后再冲水的习惯,避免形成气溶胶传播病毒。

(杨长青 徐 清)

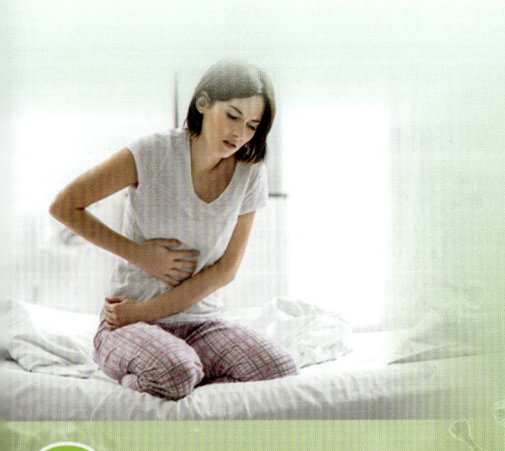

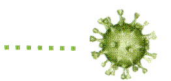

如何关注严重精神障碍患者？

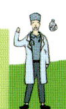

2020年2月18日，国家卫健委发布了《关于加强新冠肺炎疫情期间严重精神障碍患者治疗管理工作的通知》，当时已有300余名严重精神障碍患者被确诊新冠肺炎。严重精神障碍患者这一群体短时间内受到了公众的极大关注。

对于精神障碍性疾病，百姓了解更多的是焦虑症、抑郁症，但由于发病率相对较低，百姓对严重精神障碍知之甚少。根据《中华人民共和国精神卫生法》规定，严重精神障碍是指精神疾病症状严重，导致患者社会适应等功能严重损害、对自身健康状况或者客观现实不能完整认识，或者不能处理自身事务的精神障碍，包括精神分裂症、双相情感障碍、分裂情感性障碍、偏执性精神障碍、癫痫所致精神障碍、精神发育迟滞伴发精神障碍等。

1. 严重精神障碍患者会在新冠肺炎疫情期间成为重点关注对象之一

患者对客观环境认识不全面：处于严重精神障碍急性期的患者，行为活动多受精神症状影响，无法正确判断疫情的

严重性，对防护知识不关心、不了解，对居家隔离、戴口罩等多种常识性的防止传播的措施漠然置之。如双相情感障碍患者在躁狂症状支配下仍然不断参加各种社交活动或到人群密集的地方，存在幻觉、妄想的患者则容易出现随意外出甚至冲动攻击行为，他们无法控制自己的行为，无法做出自我防护的相应措施，因此被感染新冠病毒的风险大大增加。

长期药物中断：大部分严重精神障碍患者需要长期服药，但由于对自身疾病缺乏认识、认为自己"没病"，因此多由家属代为配药或在家属督促及陪同下复诊。但在病毒传播性强的现状下，部分家属对到医院就诊有忧虑，害怕交叉感染，对患者暂时停服药物抱有侥幸心理，或者因故无法配药，药物中断，导致病情反复甚至复发，容易增加患者肇事、肇祸风险。

对严重精神障碍患者监管和照护不足：由于新冠病毒传播性强，一旦严重精神障碍患者的家庭中出现有成员需要隔离的情况，家庭内监管人员减少、社区不重视对精神障碍患者的管理及协助等，均有可能导致患者随意外跑、无法保证正常生活、药物中断甚至发生危及生命的情况。

2. 在疫情期间，严重精神障碍患者的家庭成员应对措施

运用线上门诊进行简单咨询：疫情期间多家精神专科医院及综合医院精神心理科已开展线上门诊，精神障碍患者或家属可通过网络向医生咨询病情，及时调整药物，或提前通过线上门诊了解是否有必要至医院就诊，大大减少了不必要的外出，降低了病毒感染的概率。

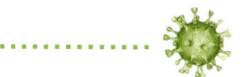

保证患者有充足的药物：《重大突发传染病（新型冠状病毒肺炎）防控期间精神障碍诊治流程和路径专家建议》指出，对于病情稳定患者，最常可开具3个月药量。随着医院及精神心理科门诊加大防控疫情的力度，精神科药物处方时间将有所延长，患者或家属可通过线上问诊或电话咨询了解就诊医院的相关政策，前往医院开具足够的药量。另外也可通过向社区求助，协助患者的药物配送。

家属加强陪同：一部分处于间歇期的严重精神障碍会独自居住，因此，大部分时间处于无人监管状态。疫情期间，家属更应重视对患者的陪同，尽量与患者同住，督促患者按时按量服药，若有病情波动则及时报告社区管理人员或运用线上门诊等途径进行咨询。一旦家庭中出现有成员需要隔离的情况，则应及时向其他家属或社区请求帮助，包括监管、提供日常所需、提供足够药物等。

在严峻的新冠肺炎疫情期间，严重精神障碍患者成为需要重点关注的一个群体，由于其自身特点，该群体感染新冠病毒、扩散传播、受感染概率、延误诊治的风险都高于其他群体，因此需要政府、医院、社区、家庭等联防联控，加强对严重精神障碍患者的防控工作，共同保护这一特殊群体！

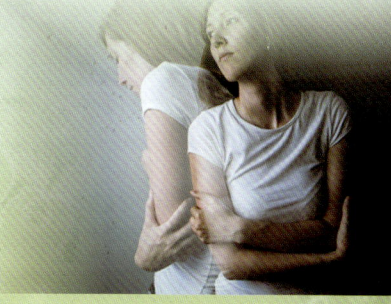

（陆　峥　龙翔云）

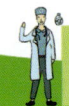
常见的心理担忧有哪些?

新冠肺炎疫情以来,大家被"关"在自己家里,大门不出,二门不迈,整天封闭在单调的小环境下,易引发恐慌、焦虑情绪。所以,政府和各种媒体也反复呼吁,疫情期间,更要关注心理健康,及时调适自己。那么在疫情期间,人们最常见的心理担忧有哪些呢?

1. 怀疑是否感染新冠肺炎

新冠肺炎疫情爆发,市民们开始了"家里蹲"模式,刷屏疫情报道成了生活中的重点,投入了过多的注意力。由于大多数新冠肺炎的表现并不严重,不少人偶有干咳、打喷嚏、口干咽痛的情况,就开始疑心起自己是否被感染了。

这种情况正常吗?其实,在疫情面前表现出恐惧和焦虑是正常反应,而且也会带来心悸、气急、易怒、烦躁不安、周身不适等反应。有一个比较简单的识别方法:首先,排查我们身边是否有更明确的诱因导致了不适,例如空气不够流通或饮水不足等;然后,想想症状是否随着注意力的

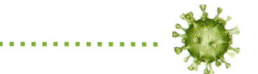

关注程度而发生变化，进而推断自己是不是过度紧张焦虑了。稳定情绪，仔细观察症状与新冠肺炎的症状是否符合，控制行为，转移注意力，有"疑病状态"可以主动寻求心理援助。

2. 睡眠问题

疫情期间，人们不能外出，日常生活作息规律被打乱，睡眠不好是可以想到的。这种情况下，建议不必立刻用药或者急于增加原来的改善睡眠药物的剂量，而应以改变生活方式和调节作息为主。医生们会努力帮助患者认识睡眠问题的根源，减轻睡前焦虑，丰富自己的生活。虽然足不能出户，但我们要管住手，不要时时捏着手机，要腾出更多时间与家人交流，与最亲近的人一起共同度过。

3. 感觉老毛病复发

对有焦虑和抑郁病史的患者来说，在应激事件面前，他们确实容易复发或者波动。例如有一名老年女性曾患焦虑症，经系统治疗后治愈，近十年未服药都保持着情绪稳定，但一周前因为担心病毒感染，出现紧张、焦虑的情况。

非常时期，针对患者病情的变化，医生会以个体化调整为原则，重视患者心理和生活方式调整，并非所有出现焦虑抑郁病情波动的患者都需立刻增加药量或再次开始服药。曾有这样一名老年抑郁症患者，已经服用足够剂量的两种抗抑郁药，处于情绪稳定期，最近一周出现心情差，有悲观情绪。

问其原因,来自陪伴她的保姆由于被隔离在了老家,无法返回,她感到孤独。所以,子女等家人的陪伴对焦虑和抑郁患者就显得尤为重要。

(李清伟)

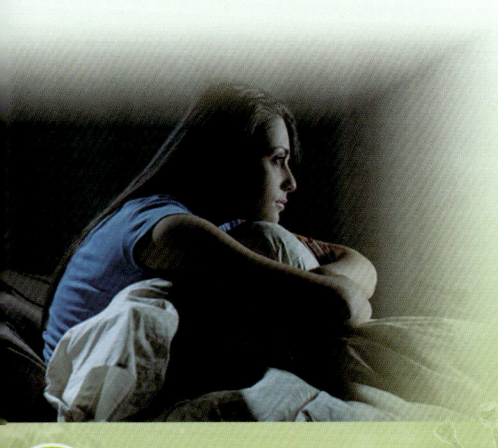

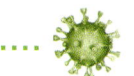

如何守护孩子心中的光？

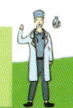

面对疫情，许多父母都十分焦虑，一边担忧疫情的现状，一边又要安抚家里的老人和孩子，虽然孩子们还处于懵懵懂懂的年纪，但也能感受到当下气氛的严峻。与以往放寒假、过年的氛围不同，假期旅行取消了，长辈给的红包收不到了，今年的寒假变得特别漫长……孩子们是否会变得不安呢？

反复接触疫情信息，会使孩子的心理产生波动，有些孩子会陷入恐惧、焦虑之中。非常时期，父母一定要守护孩子心中的光，让孩子的情绪免疫力强大起来。如何去理解这些情绪，将这些情绪化为动力，与孩子们一起度过这次难关呢？

1. 学会聆听和共情，善于进入孩子的世界

当孩子说出内心的担忧时，父母一定要放下手里的事情，坐下来，注视着孩子，耐心地倾听，站在孩子的角度思考他为什么会有这样的感受，了解孩子在担心什么，和孩子一起探讨影响情绪的原因。只有感受到父母对自己情绪的理解与

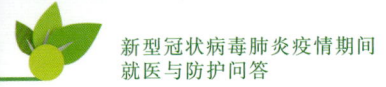

接纳，孩子才能从父母那里吸收到力量，学会识别情绪从而解决情绪问题。

2. 尝试对孩子用其喜欢的方式解释疫情问题

家长应尝试通过孩子熟悉的事物来解释疫情，比如用图画、讲故事、角色扮演等形式，给小朋友讲述疫情的相关知识，帮助小朋友们认识病毒的来源、传播途径及自我防护方法。当孩子对疫情有了正确的认知后，情绪就很容易缓和下来。

3. 提供高质量陪伴，让孩子感受到父母的爱

如果你和孩子待在一起，却一直在忙着做家务、看手机、打游戏，跟孩子几乎没有任何交流与互动，或者边做事边陪着孩子玩耍，那样顶多只能算是身体陪伴。高质量的陪伴是需要父母身心同时进入孩子的世界，回答孩子千奇百怪的小问题，和孩子一起画画、做手工，一起打闹、一起疯笑，一起做游戏、做运动……这样才能让孩子充分感受到父母对他用心的爱，从而缓解疫情下焦虑和紧张的情绪。

如果孩子面对疫情忧心忡忡或压力过大，表现出持续的睡眠问题、反复的令人不安的想法、令人害怕的想象、对死亡的强烈恐惧或很难离开父母等症状，可以向有资质的心理健康专家或医生寻求帮助。

其实，疫情当下对于孩子们来说是一个特别好的机会，可以有更多时间和父母在一起，了解目前所处的环境，学到

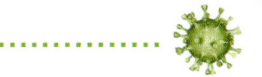

很多科普知识。只要用正确的态度去面对疫情，他们也会从一个"想要出门和病毒一起玩"的孩子成长为一个"知道如何打败病毒大坏蛋"的小大人。

（梅　竹）

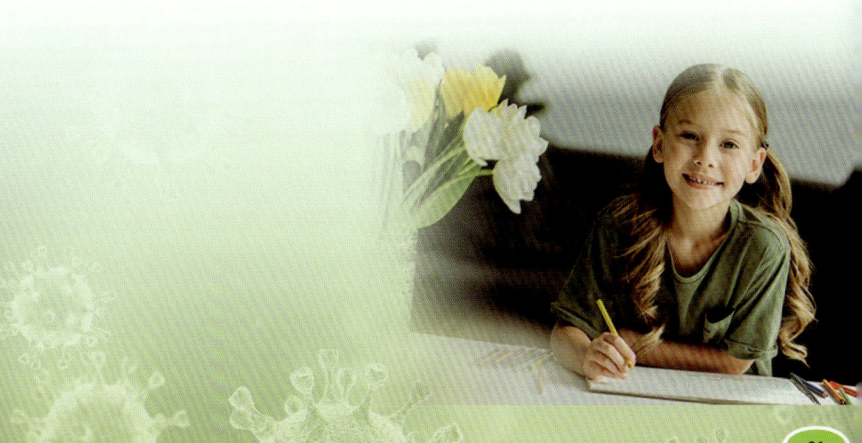

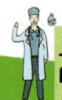高血压患者如何做好自我防控和自我管理?

高血压可导致脑卒中、冠心病、心力衰竭、肾脏疾病等严重并发症。资料显示我国高血压的患病率已高达23.2%,每4人中近1人患有高血压。而疫情所处的这个时期又是心血管疾病包括高血压的高发期。此次新冠病毒普遍人群易感,但重症及死亡的患者以合并包括高血压在内的心血管疾病等基础疾病的老年人居多,所以高血压等慢性疾病患者如何做好防护和自我管理显得尤为重要。那么,在疫情防控期间高血压患者如何进行自我防控和血压的自我管理呢?

1. 加强疾病治疗和自我管理

按医生要求坚持治疗:① 严格按照医生的治疗方案持续治疗和管理血压。② 要备齐药物,按时足量服药,不自行更改药物,不停药。③ 老年高血压患者或有其他疾病的高血压患者,按照医生确定的目标控制血压。普通高血压患者的降压目标是:收缩压 < 140 mmHg 且舒张压 < 90 mmHg。

主动接受基层卫生服务机构的治疗,尽量减少去医院的

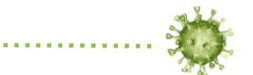

次数,降低感染机会。已在社区卫生服务机构接受管理的患者,尽量通过微信、电话、手机APP等方式,与管理医生团队保持联络,规范治疗和管理高血压。还没有接受社区管理的高血压患者,尽可能与就近的社区卫生服务中心联系,主动参加社区高血压患者管理,方便看病、取药、进行咨询和获取健康指导。

定期血压监测,如控制不理想,或与平时相比自觉病情加重,应及时联系社区医生远程调整用药方案,如通过远程调整效果欠佳,则应在做好个人防护的条件下前往医院就诊。如果出现下列严重情况之一,应立即拨打"120"联系急救车紧急送医救治:① 意识丧失或模糊。② 血压突然和显著升高(一般 $\geq$ 180 mmHg/120 mmHg),伴剧烈头痛、恶心呕吐、视力模糊、眼痛或突发言语障碍和(或)肢体瘫痪等。③ 持续性胸背部剧烈疼痛。④ 下肢水肿、呼吸困难,或不能平卧。⑤ 胸闷、胸痛伴大汗或窒息感,持续不能缓解。⑥ 尿中出现大量泡沫,或出现血尿,或在饮水量无改变的条件下,尿量突然显著减少。⑦ 其他影响生命体征的严重情况,如意识淡漠伴血压过低或测不出、心率过慢或过快,突发全身严重过敏反应等。

2. 重视生活方式管理

合理营养:① 限制盐的摄入,每日摄入量不超过 6 克。减少烹调用盐及含钠高的调味品,如味精、鸡精、酱油。少食含钠盐量较高的加工食品,如咸菜、火腿、腌制品、烟熏食品等。② 增加全谷类和薯类食物的摄入，推荐每天摄入 150~400 克，其中 1/3~1/2 为粗粮和杂粮。③ 新鲜蔬菜每天 400~500 克，推荐食用富钾蔬菜，如菠菜、莴笋叶、空心菜等，水果每天至少 200 克。④ 尽量食用富含不饱和脂肪酸的橄榄油、菜籽油、大豆油、花生油等，少吃动物油、椰子油、棕榈油。⑤ 少吃富含饱和脂肪酸的食物（猪油、牛油、鸡油等）、动物内脏（脑、肝脏、肾脏）、富含胆固醇的食物（肥肉、动物内脏、蟹黄、鱿鱼等）。⑥ 保证充足饮水量，每天 1 500~2 000 毫升，多次少量，少喝碳酸、含糖饮料。

适量运动：① 增加日常身体活动，减少静坐时间。② 以低、中强度的有氧运动为主，辅以适量抗阻运动。有氧运动每周运动 3~5 天，每次 20~30 分钟。抗阻运动按专业人员指导进行，每天 1~2 个循环，每周 2~3 天。③ 尽量居家运动，如户外运动，避免与人群接触。④ 避免体位变动较大和无氧运动，避免竞技性运动。⑤ 如出现血压明显增高或合并心力衰竭、不稳定心绞痛、视网膜出血、严重心律失常等症状，暂时不进行运动。

保持健康的生活方式：戒烟和避免二手烟暴露，不饮或限制饮酒。作息规律，睡眠充足。

减轻精神压力，保持心情愉悦：正确对待疫情，重视但不紧张，放松心情。

3. 做好就医防护

① 尽量减少就医次数，必要时就近到社区卫生服务中心就医、取药、进行咨询和获取健康指导。② 就医前电话了解

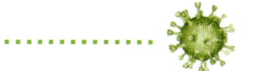

就诊医院情况和就诊流程，做好预约，尽可能减少在医院的逗留时间。避免去发热门诊、急诊等科室。③ 就医过程人与人之间距离尽量保持至少1米以上，尽量少触碰医院内的设施和物品并及时洗手。④ 外出就医尽量走路和乘坐私家车，乘坐公共交通工具和在公共场所时须佩戴口罩。⑤ 减少公共场所公共物品的接触；接触公共场所物品后避免用手接触口、眼、鼻；从公共场所返回、饭前便后，咳嗽手捂之后，要用洗手液或香皂流动水洗手；打喷嚏或咳嗽时，不用手捂，用手肘衣服遮住口鼻；不随地吐痰。⑥ 主动监测体温和异常症状，若出现发热、咳嗽、咽痛、胸闷、呼吸困难、乏力、恶心呕吐、腹泻、结膜炎、肌肉酸痛等可疑症状时，立即告知社区医生，按要求到就近定点医疗机构及时就医。

（罗　明　梁辰宇）

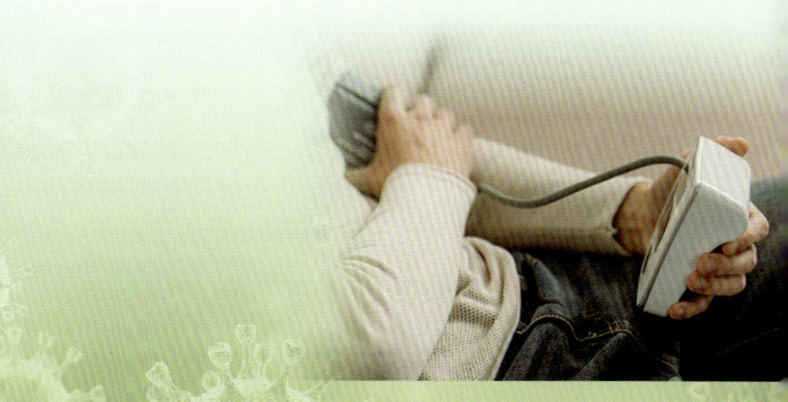

心衰患者如何自我管理？

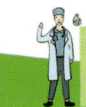

对于慢性心力衰竭患者来说，从医院内到医院外的全程随访管理尤为重要。而疫情下，在一定程度上影响了慢性心衰患者的就诊随访，因此慢性心衰患者的自我管理就显得尤为重要，要避免因自我管理不当而发生的病情变化。如何尽量平稳地度过这段特殊时期，是心血管科医生和慢性心衰患者需要面临的共同问题。

1. 细致观察，认真记录

疫情期间，患者要养成习惯认真记录血压、心率、体重、出入量、活动量以及各种心衰相关的症状、用药。尤其血压和心率是反映心脏基本功能状态的指标，同时也能反映药物治疗疗效和不良反应，以及心脏病危险因素的控制情况，目前很多血压计都可以在测血压的同时获得心率数，推荐晨起后、夜间睡觉前测量血压、心率并记录。

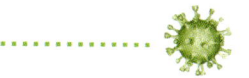

2. 监测体重,管理容量

保持容量平衡是控制心衰的关键之一,容量过度会加重心衰症状及导致住院,容量不足则导致低血压症状及影响肾功能和电解质平衡。因此,心衰患者要特别注意管好"水"。

为了保证精确计量饮水量,心衰患者家中应常备有刻度的杯子,并随时记录。人体出液的方法主要是小便,除此之外还有大便、出汗、体表蒸发等,其中尿量是最主要的也是计量最简单的,常备一个有刻度的尿壶或量杯每次小便量一下,计算从早上 7:00 到次日早上 7:00 所有尿量,即 24 小时的尿量。心功能稳定情况下应维持入量与出量差不多,若入量高于出量,则应该更严格地限制饮水,必要时增加利尿剂的应用。

体重是一个测量简单、有针对性的判断心衰病情变化的指标,推荐患者每天清晨排便后、进早餐前穿同样的衣服测体重并记录。如 3 天内体重增加超过 2 千克,或每天体重的增长达到 1 千克以上,考虑心衰正在逐渐加重,需加大利尿剂的剂量或及时咨询医师调整药物治疗。同时,还要做到自我控制饮水,尽量避免进食汤等液体食物,关注每天所吃食物、水果中的含水量。自己把容量管理好了,才能避免疫情期间的心衰的加重及复发,降低就诊频率及住院率。

3. 注重精神和心理调适

伴随新冠肺炎疫情发展,有些人的情绪被淹没在各类疫情信息中,但又无能为力,"焦虑地持续刷手机,越看越沮丧"。慢性心衰患者更是容易被卷入这种情绪。长时间宅在家中,活动范围被限制,又从各种渠道接收到心衰患者更容易罹患的信息,时刻担心疫情的发展和自身会被感染,难免被焦虑的情绪控制。这些焦虑等心理障碍会使心衰患者交感神经张力增加,心率增快,血压升高,神经内分泌激活,诱发或者加重心力衰竭,增加不良事件发生,影响心力衰竭的预后。因此,患者的情绪管理与心衰的发展有着直接关系,在特殊时期进行心衰自我管理时,不仅要缓解躯体的不适,更需要关注和解决自身的精神及心理问题。

患者要对自己的心衰疾病有一个正确的认识。尽管心力衰竭是一种慢性疾病,需要通过长时间的有效治疗来控制,但也是一种"治不好"的疾病,有一些心衰是可以达到"临床治愈"效果,有一些心衰是可以被治好的,而且还有很多延长寿命的措施。

患者要学会消除紧张情绪,对自己的疾病要有新的认识,情绪镇静、不急躁、不恐惧,树立战胜疾病的信心。引导家庭成员为患者提供情感支持,帮助患者坚定治疗疾病的决心,鼓励患者进行居家运动,调动生活情趣,转移注意力,调整心情,提高免疫力,从而顺利度过非常时期。

长时间处于疫情中,加之对于自身疾病的担忧,可能对

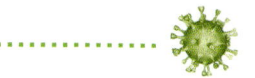

心衰患者造成较大的思想负担,影响其自我管理的依从性,严重时延误治疗时机。对于这种情况,建议家人加强观察,积极与患者沟通,调整其心态,学会"居家模式"下个体化的运动康复,提高其治疗康复信心。

(许嘉鸿)

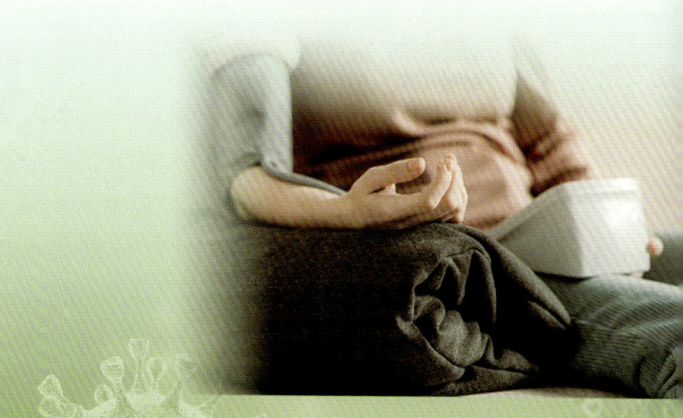

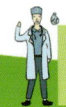

如何应对"肺高压"疾病?

新冠病毒造成的病毒性肺炎,主要是以发热、干咳、乏力为主要表现,重症患者多在发病一周后出现呼吸困难和(或)低氧血症,严重者可快速发展为急性呼吸窘迫综合征等,有导致患者死亡的风险。因此,大家现在提及呼吸困难,就会想到新冠病毒造成的病毒性肺炎,但其实引起呼吸困难的疾病有不少,有些疾病与我们的肺血管有关,其中就有肺高压疾病。

1. 肺高压的临床症状

大部分肺高压患者起病隐袭,发展比较缓慢,初期没有特异性的症状,可能仅在活动后出现一些气短、胸闷,休息后可以好转,因此容易引起临床上的漏诊。后期,随着肺动脉压力的进一步升高,可出现气喘、胸痛、头晕,容易晕厥。严重的患者出现右心衰竭的症状,如双侧下肢的水肿、肝脏肿大,甚至出现腹水或胸水等症状。一旦出现右心衰竭的症状,患者的预后就不容乐观了。所以这种高致残、高死亡率的疾病,大家一定要提高警惕。

2. 肺高压的常见病因

肺高压可由几十种疾病引发，包括特发性肺动脉高压、结缔组织疾病，比如类风湿关节炎、系统性红斑狼疮引起的肺高压；部分服用过减肥药的人也会患上肺高压；由于环境的污染等原因，孕妇暴露在各种危险因素之中，导致胎儿各种先天性心脏病的发病率明显提高，如动脉导管未闭、房间隔缺损、室间隔缺损，如果没有得到及时有效的治疗，也会发展成为肺高压。

3. 肺高压的相关诊断检查

为了明确肺高压的病因并判断疾病的严重程度，可以进行相关检查：其中胸部 X 线检查对于中重度的肺高压病人有较高的诊断价值。超声心动图是国内筛查肺高压最重要的无创性检查方法，拟诊肺高压的推荐标准为肺动脉收缩压 ≥ 40 mmHg。肺功能测定、放射性核素肺通气／灌注扫描和高分辨率 CT 以及增强 CT 肺动脉造影术则可以明确患者是否存在肺部疾病、血栓栓塞等情况。而右心导管检查和急性肺血管扩张试验则是确诊和评估病情严重的标准方法。

4. 肺高压的治疗和预防

虽然肺高压的预后较差，但目前治疗还是取得了一定的进展。首先，在防治中，尤其在新冠疫情下需要给予患者一些关于日常生活方面的正确建议，鼓励患者根据个人症状进行适当身体锻炼，并对患者提供康复指导。其次，对该类患者进行心理支持，同时由于肺高压患者易患肺炎，因此必须要预防感染，做好个人防护，外出要戴口罩，勤洗手，穿着保暖，预防各种微生物导致的肺部感染。

在治疗上，针对血管收缩、血管内膜损伤、血栓形成及心功能不全等，帮助恢复肺血管的压力，改善心功能，提高生活质量。对于左心疾病所致肺高压、与呼吸系统疾病和（或）缺氧所致肺高压患者可予以心、肺疾病的相关治疗。而对于肺动脉高压和慢性血栓栓塞性肺动脉高压（第四类肺动脉阻塞性疾病所致肺高压中的一种疾病）患者可进行特异性药物治疗，又称为靶向性药物治疗，包括钙拮抗药、前列环素、内皮素受体拮抗剂、5-型磷酸二酯酶抑制剂和最新的鸟苷酸环化酶激动剂。对于慢性血栓栓塞性肺高压患者还可考虑行肺动脉血栓内膜剥脱术以及肺动脉球囊扩张术，这些手术目前国内部分医院已经开展或逐步在开展中。

新冠疫情下，不仅要预防肺高压的发生，而且要让肺高压患者的病情得到有效控制。

（宋浩明）

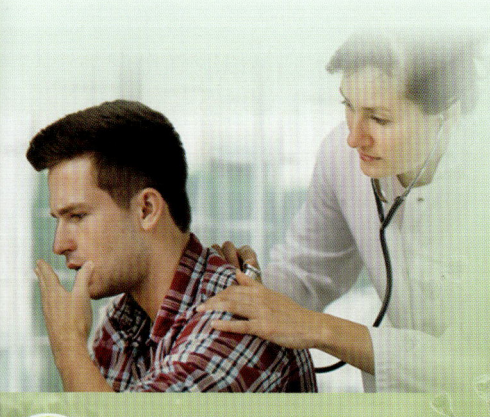

心脏支架术后患者的自我保健有哪些方法？

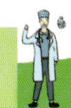

疫情期间，政府号召大家减少外出，居家隔离，不少医院取消了专家门诊、专病门诊，普通门诊的就诊患者数量也受到了限制。多数患者遵守规定，少出门、少去医院，不外出聚众活动，不给国家添乱。但是很多患者又非常担心自己的身体情况，尤其是支架术后的患者。去医院担心，不去医院也担心，这是许多患者的心声。那么，在疫情下心脏支架术后的患者应该怎样进行自我保健呢？

1. 坚持服药，切不要因为不愿意到医院停用药物

心脏支架术后的患者大多需要长期服用防止血栓、减低胆固醇、稳定斑块的药物。许多患者合并高血压、糖尿病等疾病，还有一些患者则存在心功能不全等情况，因此，许多患者平时长期服用多种药物。在疫情期间，有些患者由于不敢去医院，导致药物中断，不但可能导致血压、心率不稳定，还有可能大大增加支架血栓的风险。因此，平时服用的药物还是要坚持服用，不能自作主张地减少或停服。对于新冠病

毒，目前并没有确切的数据表明服用任何心血管药物会使患者易感，所以大家不必因恐慌而停服药物。患者只要做好预约以及进行个人防护，从医院回家后及时洗手，在就诊过程中不要随意用手接触口、眼，正常的配药还是应该进行的。目前各大医院门诊实行了预约制度，配药的量都有一定的增加，能够减少慢性病患者到医院的次数，并减少患者聚集的可能。

2. 做好自我监护，坚持测量血压、心率

在家中的患者可以进行自我监护，每天坚持测量心率、血压，并记录下来。这样能够较好的掌握自己的健康状况。如果血压有明显升高（多次高于 140 mmHg/90 mmHg），或心率有明显的变化（大于 100 次/分或小于 50 次/分），还是需要及时就诊。有些患者在服用抗血栓药物的同时，可能增加出血的风险，如出现大便发黑、血尿等情况，也需要及时就诊。在就诊时带好你的血压、心率记录，能方便医生根据你的情况准确的做出药物的调整。

3. 调整心态，放松心情

这次的疫情令许多人担心、恐惧、焦虑，这些情绪都是正常的。因此，冠心病患者应该调整自己的心情，放松情绪，在居家生活中，经常开窗通风，并可以进行太极拳、八段锦等对场地要求较小的运动，能够降低血糖、改善睡眠。

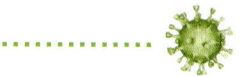

4. 如有持续不能缓解的胸痛、气促或者晕厥等情况，及时就诊

近来急诊已遇到好几例患者，发生胸痛后因不愿来医院，从而延误了心肌梗死的最佳救治时机。冠心病患者如发生不能缓解的胸痛、气促、晕厥等情况，还是要及时就诊。免得延误诊治，给自己造成不可弥补的损失。

（来 晏）

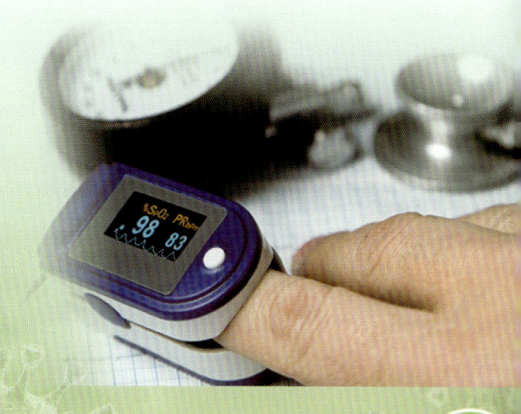

淋巴瘤患者如何平稳度过疫情期？

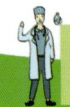

在疫情期间，很多淋巴瘤患者的正常治疗被迫延后甚至中断，而承受着肿瘤及疫情的双重心理压力。在疫情特殊时期，面对医疗资源紧张、交通不便、医患交叉感染等严峻问题，淋巴瘤患者该怎么治疗和做好日常防护呢？

淋巴瘤类型很多，生物特性不一，预后也有所不同。对于初发的侵袭程度较高的淋巴瘤患者，如弥漫大 B 细胞淋巴瘤、高级别非霍奇金淋巴瘤、母细胞淋巴瘤和伯基特淋巴瘤等，以及治疗后疾病复发或初治未达到缓解的、难治的淋巴瘤患者，建议千万不要因为担心被新冠病毒传染而拖延或拒绝治疗，应尽快到二级甲等以上的医院专科进行评估和制定治疗方案。对于无法外出的患者，可就近去当地市（县）医院的血液科或肿瘤科进行诊治。若担心当地医院医疗水平有限，也可通过网络平台专家会诊或与以往治疗的主管医生联系等方式获得治疗方案。移植及 CART 细胞治疗在这个特殊时期也因为疫情的原因大多数医院都暂停开展，对于等待移植或 CART 治疗的患者，可沿用原有方案或其他替代方案等进行

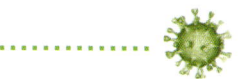

巩固治疗,以减少疾病复发或进展的风险。对于滤泡性淋巴瘤、华氏巨球蛋白血症或慢性淋巴细胞性白血病/小B细胞淋巴瘤等惰性淋巴瘤,或淋巴瘤经过治疗已经良好缓解状态的患者。此类患者病情相对稳定,适当延期1~2周后再到医院进行治疗也是可取的。

由于淋巴瘤有些化疗方案强度往往较大,可造成骨髓抑制而致白细胞降低,贫血和血小板减少等。在出现严重贫血或血小板低于 10×10^9/升的情况下,若不及时得到输血支持治疗,则可能危及生命。但由于这个非常时期受疫情影响,血制品紧缺,患者的治疗风险要比以前增大。因此,化疗可酌情适当减少剂量,或尽量选择骨髓抑制不良反应小的其他化疗方案或非化疗方案来替代。套细胞淋巴瘤、滤泡淋巴瘤和慢性淋巴细胞白血病等患者,在此期间可选用伊布替尼或来那多胺口服药物来治疗。淋巴瘤患者在治疗后出现血细胞减少,应尽早使用白介素Ⅱ或血小板生长素、促红素及粒细胞集落刺激因子等药物促进血象恢复,避免输血或减少输血次数。

若淋巴瘤患者在此期间出现发热或伴有咳嗽等症状,并且有流行病学史(来自或曾到过疫区;与新冠肺炎确诊或疑似患者有接触;家庭中出现2人以上聚集性发热),建议尽早去当地指定医院就诊,做血常规、病毒血清学及CT等检查,必要时进行核酸检测,以排查是否新冠病毒感染。若患者出现上述症状但无明确的流行病学史,则细菌所致呼吸道感染或疾病本身所致可能性大,可通过咨询专科医生或向自己的主管医生征求服药意见进行相应的治疗。

淋巴瘤患者由于疾病本身或反复化疗或移植等原因，往往免疫力较低，是此次新冠病毒感染的"易感人群"，患者一定要加强自身防护意识。在化疗间歇期间尽量居家休养，避免或减少到公共场所或人员密集的地方；避免疲劳，保证充足睡眠，要保证每天7小时以上的睡眠，同时增加营养，补充维生素等，适量运动；保持勤洗手的习惯，居室多通风换气并保持整洁卫生。外出务必佩戴防护级别较高的医用口罩，并带上含酒精成分的免洗手液等，保持人与人之间的间隔距离在1米以上。疫情期间很多医院已经开通网络问诊、云诊室等平台完成诊疗活动，也推出了针对疫情特殊时期的"配药不限量""代配药"等措施，患者可尽量不去或少去医院。若必须去医院配药或治疗的患者，请务必要关注院方发布的就诊通知，并提前与自己的主管医生联系，在确定妥当接诊事宜后再就诊。

（梁爱斌）

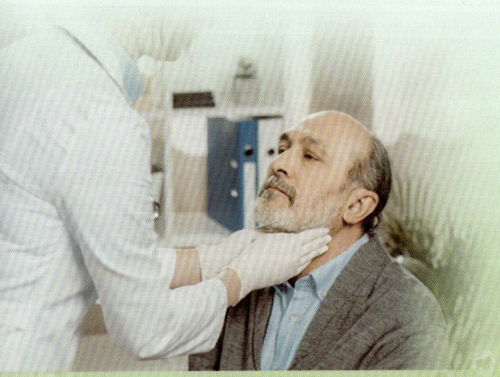

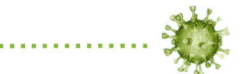

血浆中的成分可以抗击新冠病毒吗？

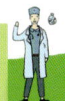

《新型冠状病毒肺炎诊疗方案（试行第七版）》中关于重型、危重型患者的治疗措施中有这么一句话："可采用恢复期血浆治疗。"多名来自不同城市的康复者都积极响应《新冠肺炎康复者血浆捐献倡议书》，进行血浆捐献，帮助救治重症患者。

1. 输注新冠肺炎康复者血浆可以救治重症患者

我们先来看看病毒是怎么攻击人体的：病毒侵入人体后，就开始攻击淋巴细胞。如果把病毒比做成坏人，人体的哨兵就是淋巴细胞，坏人要进我们的家，哨兵就要跟坏人搏斗。如果病毒的量足够大、足够强，我们的哨兵越来越少，它就需要体外产生外援，康复者的血浆就带有这种抗体，这种抗体就是援兵。因此，现在最重要的是，能有更多符合条件的康复者能够到指定捐献点进行血浆捐献。

2. 血浆中的成分抗击新冠病毒

病毒感染的实质是病毒与机体、病毒与易感细胞相互作用的过程,病后常可获得特异性免疫力,患某种病毒感染的患者恢复期具有高效价抗体的血浆,起到清除病毒、阻断病毒感染的目的。

3. 不定期的适量献血浆对人体没有坏处

有人担心献血浆会影响身体健康,其实这种担心没有必要。血浆属于全血中的部分成分,相对献全血来说,献血浆对血液质量的影响会更小。不定期的适量献血浆对人体还有好处,激活自身的造血功能,强化体内的造血系统,增强免疫力和抗病能力;一定量的血液流失可以促进新陈代谢、减少心脑血管的疾病发生概率。

但也要注意,在献血浆之后,部分人的血液功能可能会出现弱化,白细胞的减少会使得身体抵抗病原菌的能力下降,可能会出现短时间的体弱,但只要献血后适当休养,机体会很快恢复正常功能。

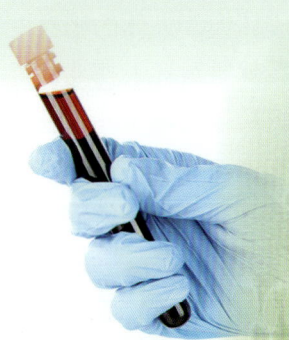

(王秀芹)

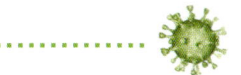

血液肿瘤患者的治疗和日常防护该如何做?

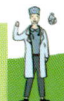

广大的血液肿瘤患者深受新冠肺炎疫情的影响,就医配药面临着诸多不便。同时,由于在目前这特殊时期血制品紧缺,几乎每家医院都停止了造血干细胞移植的治疗,CART免疫疗法等临床研究项目也都暂停了。那么血液肿瘤患者该怎么治疗和做好自身防护呢?

虽说在这个特殊时期外出去医院接受治疗有增加被新冠病毒感染的风险,但对于初发的急性白血病和侵袭性淋巴瘤,或肿瘤进展较快的患者,仍应尽快到医院专科进行评估和制定治疗方案,以免贻误病情。对于病情稳定的需要定期化疗的患者,也可能会因为疫情所致的种种原因延迟治疗。在这种情况下,患者需及时调整心态,避免过度焦虑。其实,很多类型的血液肿瘤疾病处在病情稳定期,化疗延后1~2周对疗效的影响不大。以前在外地做化疗的患者可与自己的主管医生联系,或与专科医生咨询治疗方案后,选择在当地医院进行化疗或采用口服药物在家治疗等。移植及CART免疫治疗在这个特殊时期也因为疫情的原因大多数医院都暂停开展,对等待移植或 CART 治疗的患者可沿用原有方案或其他替代方案等进行巩固治疗，以减少疾病复发或进展的风险。

由于血液肿瘤尤其急性白血病的化疗强度往往较大，可造成骨髓抑制而致白细胞降低、贫血和血小板减少等。在出现严重贫血或血小板低于 10×10^9/升的情况下，若不及时得到输血支持治疗，则可能危及生命。但由于非常时期受疫情影响，血制品紧缺，患者的治疗风险要比以前增大。化疗可酌情适当减少剂量，或尽量选择骨髓抑制不良反应小的其他化疗方案或非化疗方案来替代。若在化疗后出现血细胞减少，可尽早使用白介素Ⅱ或血小板生长素、促红素及粒细胞集落刺激因子等药物促进血象恢复，避免输血或减少输血次数。

在疫情期间患者的就医和治疗会面临着众多困难，但千万不能放弃。很多医院都推出网络义诊及咨询等服务，也推出了针对疫情时期的"代配药"等措施。只要医患同心协力，一定能平稳度过疫情时期。

（李　萍）

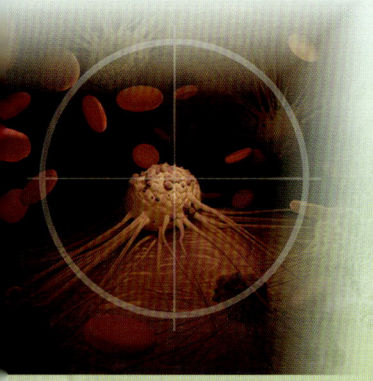

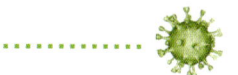

预防新冠肺炎,老百姓需要戴护目镜吗?

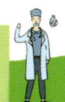

新冠肺炎是由新冠病毒感染引起的,以肺炎为主要临床表现的传染性疾病。它的传染源主要是新冠病毒感染的患者,无症状感染者也可能成为传染源。其传播途径多、传播力强,可以人传人。主要传播方式有经呼吸道飞沫传播和接触传播。由于人群缺少对新型病毒株的免疫力,因此可引起新型冠状病毒肺炎的流行。人群的易感除了与免疫功能有关外,还与接触病毒量有关。在大量接触病毒时,即使免疫功能正常,也会患病。

新冠如此狡猾,让人防不胜防。一线医护人员除了防护服、口罩,眼睛也被护目镜包裹得密不透风,那么,老百姓在戴口罩的同时,要不要也使用护目镜呢?

从一线医生的角度来看,医护人员每天接触的是高危或确诊患者,诊疗空间狭小,室内病毒含量相对较高,飞沫和接触传播方式均得以暴露,若消毒或防护不当,如用已污染的手接触口、鼻、眼等黏膜部位,新冠肺炎患者的飞沫入眼,甚至仅处在病毒含量高的环境内等,也极大可能被感染。另外,一线医务工作者长期超负荷工作,休息不足,会导致抵抗力

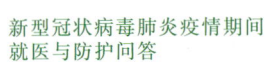

一定程度的下降，因此必须佩戴口罩、护目镜，以及穿防护服。

但从老百姓的角度来看，在疫情期间几乎都待在家中，即使必要的出门，只要正确戴好正规口罩，不接触潜在疫情患者，回家后及时洗手消毒，这样的防护措施已经足够。户外空气质量较好时，流通空气，有利于稀释室内病毒浓度，不会感染结膜炎。

因此，对于广大老百姓来说，防护设备只需要口罩就可以了，护目镜不是必需的。公众的过度防护（如防护服、护目镜等）一定程度上也会加剧全国各地一线医务工作者医疗资源短缺的现状。

面对疫情，我们应该做到以下几点：① 提高自身免疫力，适量运动、早睡早起、不熬夜。② 注重个人卫生习惯，咳嗽或打喷嚏时用纸巾掩住口鼻。③ 保持良好的室内卫生环境，在户外空气质量良好的前提下，多通风换气。④ 尽可能避免与有呼吸道疾病症状（如发热、咳嗽或打喷嚏等）的人密切接触。⑤ 避免去人多拥挤和空间密闭的场所，若出门必须戴正规口罩。⑥ 食用肉类和蛋类要煮熟、煮透。⑦ 戒烟限酒，心理平衡。

（毕燕龙　邵玉婷）

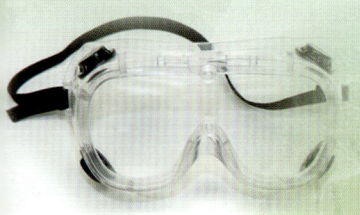

白内障患者如何做好居家防护？

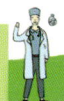

白内障是眼内晶状体混浊导致视觉障碍的疾病。年龄增长、外伤、糖尿病以及先天性等因素都可能使晶状体混浊。因此，上至百岁老人下至婴儿都可能患上白内障。但最主要的类型是年龄相关性白内障，也就是通常所说的老年性白内障。年龄越大，罹患白内障的概率越高，60岁以上的老人60%都患有白内障。目前没有任何药物可以治愈白内障，手术是唯一有效的方式。

在防治新冠肺炎的过程中，我们对于老年白内障患者的生活防护方面有哪些建议呢？

1. 白内障患者居家防护

新冠病毒普遍易感，是否感染主要取决于与感染者的接触。患有慢性基础疾病的老年人感染后病情发展会更快更重，由于白内障患者主要是老年人群，因此更加需要重视防护。外出要配戴口罩，避免扎堆人群密集的场所，视力下降明显的患者更应尽量减少户外活动，避免因视觉障碍引起的伤害。

新冠病毒的传播途径主要是呼吸道飞沫传播,也会因眼结膜、鼻黏膜等处沾染患者的体液而感染。若手部沾染感染患者的体液,再用手接触口、鼻、眼等部位也会被感染。因此,不要触摸自己的嘴巴、鼻子和眼睛。应勤洗手,尤其在点眼药水前后都要做好手部清洁。

新冠病毒还可以通过眼睛分泌物接触传播,出现眼红、眼痛等结膜炎表现。如果出现发热伴眼红、眼痛等症状,应先去当地发热指定医疗机构就诊,并请眼科医师会诊。

2. 白内障患者在疫情期间是否可以手术

虽然白内障是致盲性眼病,但不会马上夺走视力,非眼科急诊,是择期性手术。因此在疫情期间居家隔离最为安全,等待疫情结束后再去医院诊治。通常,当天检查完,最快第二天就可以安排手术。如果出现视力短期内急剧下降,则可能不是单纯由白内障所引起,需要去医院看眼科急诊。

对于具有浅前房、窄房角、小角膜、小眼球、远视等这些解剖因素的老年患者,白内障在发展期间会诱发急性闭角型青光眼,属于眼科急症,需要尽早及时就诊,否则容易延误病情,造成视力不可逆的损失,甚至危及生命。疫情期间,就医不易,建议积极预防。急性闭角型青光眼的发作往往与情绪有关,如抑郁悲伤、恼怒急躁、过度兴奋或紧张劳累都可以诱发该病。因此,在疫情期间,要保持健康良好、积极乐观的心态,不信谣不传谣,避免情绪激动或起伏。平时起居有常、饮食有节、睡眠充足、劳逸得当。室内光线充足,避免暗室环境,即使看电视时也要保持适度的照明。不要长时间阅读或近距离工作,慎用或禁用一些会导致瞳孔散大的药物或滴眼液。

3. 白内障术后患者居家护理及自身评估

对于近期做了白内障手术的患者,因为疫情暂时不方便去医院常规复查,则更加需要注意术后护理,做到六要:要严格按医嘱局部点眼药水;要佩戴眼罩或平光镜保护术眼;要在户外戴太阳眼镜;要做好面部及眼部皮肤清洁;要适当看电视或使用电脑;要保持健康均衡饮食。还要做到六不要:不要揉眼;不要眼部化妆;不要将水泼入眼内;不要用力屏气;不要剧烈运动;不要搬运重物。

特别要强调的是保持手卫生,每次点眼药水前后均要洗手,拉开下眼睑,眼药水滴入结膜囊内时,瓶口不要接触结膜或角膜,擦拭眼部分泌物的纸巾要及时丢入垃圾桶。

如果一旦术眼出现眼睛充血加重,剧烈刺痛或胀痛、畏光、流泪、眼睛脓性分泌物过多或视力突然下降等症状,要在做好防护的情况下及时就诊。

(徐 蔚)

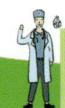 影像医学如何快速排查新冠肺炎？

新冠肺炎是以肺部炎性病变为主的传染性疾病，可引起心脏、肾脏、肠道、肝脏和神经系统等多器官的损害和相应症状，以发热、干咳、乏力为主要表现，少数患者伴有鼻塞、流涕、咽痛、肌痛和腹泻等症状。发病早期外周血白细胞总数正常或减低，淋巴细胞计数减少。在鼻咽拭子、痰、下呼吸道分泌物、血液、粪便等标本中可检测出新型冠状病毒核酸。

1. 影像医学在新冠肺炎疫情期间的作用

影像学检查在疾病排查、诊断和治疗评估中有重要作用。影像学检查在胸部疾病诊断中的价值早已被临床所承认，比如肺癌的诊断。随着国家《新型冠状病毒肺炎诊疗方案（试行第五版）》的发布，首次将"疑似病例具有肺炎 CT 影像学特征者"作为湖北省临床诊断病例标准，提示湖北地区新型冠状病毒诊断不再仅依赖核酸检测结果。因此，影像医学在这场抗疫战争中的作用将包括诊断、治疗、预后预测等，尤其是快速排查新冠肺炎方面具有较大优势。

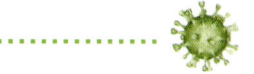

2. 影像学检查的选择

影像检查方法有多种,其中包括X线摄影(Digital radiography,DR)、电子计算机断层扫描(Computed Tomography,CT)、磁共振成像(Magnetic Resonance Imaging,MRI)、超声检查(Ultrasound,US)、单光子发射计算机断层成像(Single-Photon Emission Computed Tomography,SPECT)和正电子发射断层成像(Positron Emission Tomography,PET),如此之多的影像学检查在新冠肺炎疫情期间如何进行选择呢?选择哪种影像学检查是最合适的呢?我们认为,新冠肺炎疫情期间胸部常规影像学检查包括DR和CT。

DR和CT在新冠肺炎疫情期间的作用各有什么优劣势呢?其扮演的角色有什么区别呢?

DR的密度分辨率低、前后重叠等因素容易造成漏诊,而DR的低密度分辨率是指对肺组织内小病灶的微小差别的分辨能力较差,从而容易造成部分新冠肺炎患者的漏诊,因此不建议用于疑似患者的首选检查。但其成像便捷、辐射剂量低,可用于部分确诊患者的多次随访及危重患者的床旁检查。

肺部CT就像一台能用1毫米层厚显示肺部结构的人体照相机,使用一种相对无创的方式透过人体组织,看到人体内各组织器官的结构情况,从而辅助医生进行准确的疾病诊断和治疗。CT的密度分辨率和空间分辨率均高,强烈推荐作为新冠肺炎首选影像检查方法。较之DR可以发现肺部微小病变及位于胸膜下或隐匿部位的病灶，有利于早期肺部炎症的检出，并能及时准确显示病变的演变。一般采用薄层CT平扫即可。

3. 新冠肺炎的影像学表现

影像学检查结束后，如何判断患者是否患有新冠肺炎或者是否是新冠肺炎疑似患者呢？这就涉及影像学检查的诊断标准，影像科医生会根据新冠肺炎的影像学表现进行判断。那么这些影像学表现是什么样的呢？

DR密度分辨率低、且前后影像重叠，早期易漏诊。随着病情进展，病灶变大、密度增高时，可以表现为相应的影像学特征。早期时：病变初期胸部摄片检查多没有异常发现。进展期：表现为两肺中外带和胸膜下的局限性斑片状或多发节段性片状阴影。重症期：患者双肺多发实变影，部分融合成大片状实变，可有少量胸腔积液。病变进展为危重型，可表现为两肺弥漫性实变阴影，呈"白肺"表现，可以伴有少量胸腔积液。吸收期：原病变消散或密度减低，或演变为纤维索条样影。

胸部CT可呈现病毒性肺炎相关影像学特征改变，并具有一定的特点。常见征象：两肺多发，常累及多叶段；肺外周胸膜下分布为主；磨玻璃阴影、实变影、结节影或索条影；铺路石征。少见征象：胸腔积液，淋巴结肿大，单发结节等。

影像学上看到的肺部"斑片状阴影"是肺部组织损伤的改变，但是类似的损伤可能是多种不同原因造成的，甚至能够引起病毒性肺炎的病毒也有很多种。因此，熟悉并掌握多种疾病的表现，综合作出判断是对放射科医生的挑战。影像科医生需要掌握该病全面的临床知识，才能在工作中尽可能地精准诊断和鉴别。临床信息和影像学表现的动态观察，将有利于我们进一步认识新冠肺炎。

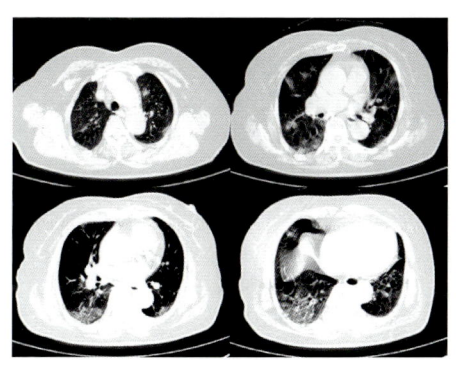

患者：女性，80岁，畏寒、发热4天，两肺胸膜下多发磨玻璃密度影及实变影，右肺下叶可见铺路石征。

4. 影像医学在新冠肺炎患者病情随访中的作用

新冠肺炎患者确诊后，影像医学又有什么作用呢？我们认为，影像学的检查在患者治疗、随访过程中依然扮演着重要的角色。

随着病情发生、发展，影像学表现会有不同。病灶变大、密度增高等相应的影像学特征会被影像学检查检出。基于目前的临床实践，根据病变特点及随访变化，将新冠肺炎胸部CT表现分为四个阶段：早期、进展期、重症期、吸收期。因此，新冠患者的治疗过程中，CT可对新冠肺炎患者的发展进行分期、治疗疗效进行评价、治疗预后进行预判。

5. 新冠肺炎患者的影像学出院标准

新冠肺炎患者得到治疗后症状、指标好转，那么什么样的影像学表现是符合出院标准的呢？我们认为肺部影像学显示急性渗出性病变明显改善，那么主要的表现是：① 原病变消散或密度减低，或演变为纤维索条样影。② 病灶数目减少，病变范围缩小，磨玻璃影可完全吸收、实变区密度逐渐减低，或为索条影，胸腔积液吸收，胸膜增厚程度减轻或恢复正常。我们认为符合以上两条影像学表现的患者是符合出院标准的。

6. 影像医学在新冠肺炎疫情期间的限度

影像学检查，特别是CT检查，可发现该病的早期肺部病变、追踪病情演变、评估疗效和预后。影像检查有助于及时发现传染源，为尽早隔离提供依据，但诊断中需要关注以下两个问题：

影像表现与病毒核酸检测结果不一致。部分疫情数据显示，病毒核酸检测阴性的人群中，胸部CT存在新冠肺炎影像改变；病毒核酸检测阳性的人群中，首次胸部CT未见异常改变；有极少数临床重症患者在整个病程胸部CT都未见明显异常。虽然，受标本采集技术、试剂盒质量、检验质控、疾病演变多样性等多种因素的影响,核酸检测假阴性率较高，

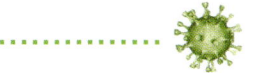

但核酸检测依然是诊断的金标准。CT影像密度分辨率高，假阴性率极低，可以作为该病诊断及疗效评估的重要依据，同时需注意，单次CT阴性不能作为排除该病的依据。

影像表现与患者临床症状严重程度不一致。大多数情况下，影像征象的变化和临床症状有较高的一致性。但也存在临床症状无或者轻微时，CT已经表现为肺部广泛异常。在极少数临床重症患者中，肺部仅出现少许病灶，表明影像表现与患者临床症状严重程度存在不一致性。

（王培军　王　伟）

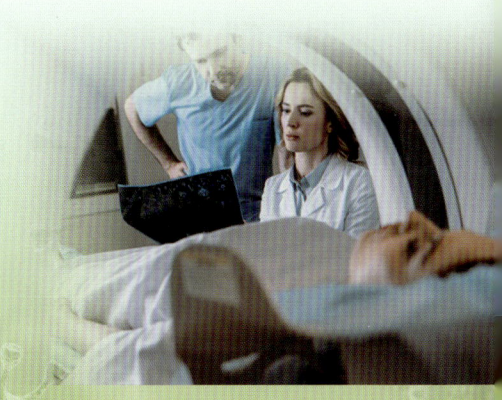

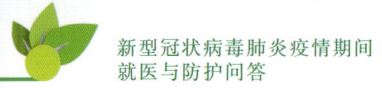

如何用中医调理支气管炎？

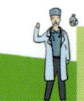

支气管炎是因为病毒和细菌反复感染形成支气管慢性非特异性炎症性的疾病，以"咳嗽、咳痰、气喘"为主要临床表现，在气温变化、免疫力下降、空气污染、过敏、吸烟、情绪波动等因素诱导下，反复发作，难以根治，严重者呼吸困难甚至休克。特别是患有支气管炎的老人，会严重降低生活质量。支气管炎患者居家如何调理呢？中医给大家几点建议。

1. 保持卫生，加强防护

中医学认为："虚邪贼风，避之有时。"所以，在疫情期间，抵抗外界病毒以多居家、少去人多的地方"凑热闹"为主；在家中不仅要做好必要的个人防护，也要保证室内环境卫生、保持空气流通。

2. 均衡营养，饮食调护

饮食宜清淡，食材要新鲜，营养需均衡，建议补充足够

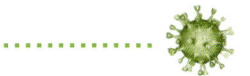

的优质蛋白质、维生素,多喝水,注意忌海鲜、烟酒、油腻、辛辣等刺激易引发咳嗽的食物。

3. 舒畅心情,情志调护

情绪波动也是诱发支气管炎的重要因素之一。古代就有"悲伤肺"的记载,意思是长期或者过度悲伤都会损伤肺气。另外,情志和肝关系密切,比如生气、郁闷、忧愁都会影响肝的疏泄功能,从而阻碍肺气的清肃畅顺,引发咳嗽、咯痰、气喘的支气管炎症状。因此,要保持稳定、舒畅的情绪,对支气管炎的防治有重要的作用。

4. 中医内调

预防感冒:避免感冒,能有效地预防慢性支气管炎发生或急性发作。注意天气变化,及时保暖,避免感冒,慢性支气管炎患者可服一些中药预防感冒,如玉屏风散、黄芪制剂等以增强免疫力。

中医茶疗:支气管炎最主要就是化痰止咳,防止痰液过多引起气喘、呼吸困难,中医茶疗用茶水化痰利咽、润肺止咳,是促进支气管炎治愈明显的方法。

◎茶疗方——百花桔草茶

取款冬花6克、百合6克、桔梗3克、甘草6克。将食材捣碎后煮水30分钟,取水喝,每天2~3次。症状严重者可以多喝一点。也可以用研磨好的茶粉冲泡。

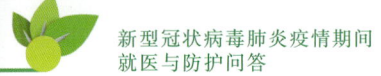
新型冠状病毒肺炎疫情期间
就医与防护问答

中医食疗：若发展为慢性支气管炎，中医学认为，与肺脾两虚、肺肾不足有关。进食健脾养肺、补益肺肾类的药膳有助于益肺、健脾、补肾、理气、化痰，对慢性支气管炎大有裨益。

◎食疗方1：马蹄百合鸭肉汤

取马蹄30克、百合15克、鸭肉150克。将马蹄洗净去皮捣烂，百合洗净，三者一同入锅，加水适量，先用武火烧沸，再用文火炖至鸭肉熟烂即成。此方有养阴润肺、化痰止咳之效，适用于慢性支气管炎见咳嗽、咽干、痰黏色黄者。

◎食疗方2：黄芪陈皮煲瘦肉

取黄芪30克，陈皮15克，猪瘦肉200克。三者同煮，加适量水，煲90分钟后食用。此方有补益肺脾、化痰止咳之效，适用于慢性支气管炎见咳嗽、痰白、气短乏力者。

◎食疗方3：四仁鸡子羹

取白果仁、甜杏仁各1份，胡桃仁、花生仁各2份，共研末。每日清晨取粉末20克、鸡蛋1个，加一小碗水煮羹服用。连服半年，一般从初秋开始，一直服用到次年春暖花开时。此方有扶正固本、纳气平喘之功效，适用于咳喘日久的老慢支患者。

◎食疗方4：人参蛤蚧粥

取人参粉3克、蛤蚧粉2克、糯米100克，先将糯米煮成稀粥，待粥热时加入蛤蚧粉、人参粉搅匀，趁热服。本方

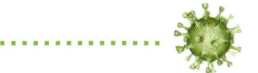

有补肺肾、益元气，平虚喘之功效，适用于肺肾俱虚的老慢支患者。

5. 中医外调

◎针灸

针灸是治疗慢性支气管炎的常用方法之一，通过针刺和艾灸相应的穴位，借助针刺对穴位的刺激作用及艾灸的热力、药力等作用，能调和阴阳气血，调整脏腑功能，具有补肾健脾、宣肺化痰、止咳平喘、扶助正气、增强机体抗病能力等功效。

针刺常用穴位：肺俞、列缺、合谷、风门、风池等。艾灸常用穴位：肺俞、风门、膻中、太渊、脾俞等。

建议由医生进行专业操作，患者若居家调护可以自己用手指按压上述穴位。

◎拔火罐

拔火罐是据中医治法中"热则疾之"的原理，通过火罐手法的刺激，使热邪疾出，以达清热的目的，使内部阳热之邪透达体表，最终排出体外，以清体内之瘀热、肿毒。对慢性支气管炎也有一定作用。应用时注意安全，防止烫伤。

◎功法养生

中医学认为："正气存内，邪不可干"。增强自身免疫力可以抵御病邪的侵袭。功法锻炼是中医特色的强身健体方法，如八段锦、太极拳等具有疏通经络、畅通气血、扶助正气的功效。在八段锦、太极拳等运动中，深、长、细、缓、匀、柔的腹式呼吸方式，能增强肺脏的通气和换气功能，增强肺活量，有利于慢性支气管炎的防治和康复。

（杨毅勇）

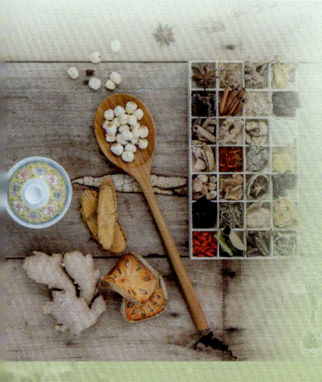

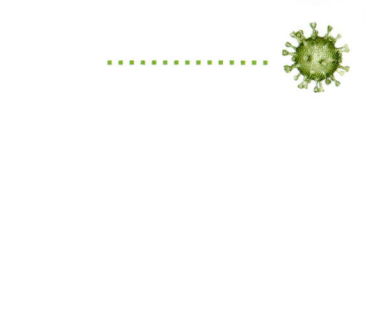

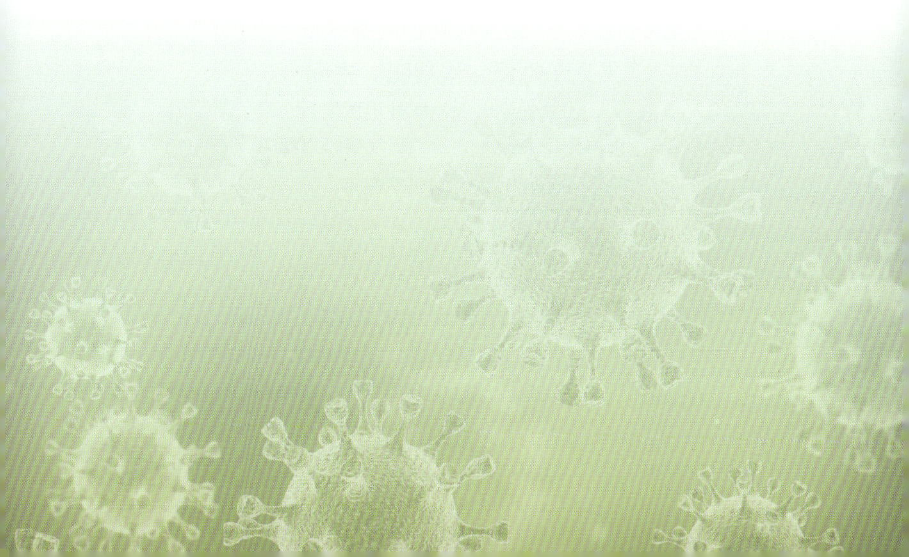

图书在版编目(CIP)数据

新型冠状病毒肺炎疫情期间就医与防护问答/许树长,程黎明主编.－－上海：上海科学普及出版社,2020.4
 ISBN 978-7-5427-7743-0

Ⅰ.①新… Ⅱ.①许… ②程… Ⅲ.①日冕形病毒－病毒病－肺炎－预防（卫生）—问题解答 Ⅳ.① R563.101-44

中国版本图书馆 CIP 数据核字(2020)第 041251 号

统筹策划　张建德
责任编辑　林晓峰　吕　岷

新型冠状病毒肺炎疫情期间
就医与防护问答

许树长　程黎明　**主编**
上海科学普及出版社出版发行
（上海中山北路 832 号　邮政编码 200070）
http://www.pspsh.com

各地新华书店经销　上海锦佳印刷有限公司印刷
开本 787×1092　1/32　印张 4.5　字数 90 000
2020 年 4 月第 1 版　2020 年 4 月第 1 次印刷

ISBN 978-7-5427-7743-0　定价：27.00 元